心理学的帮助

林紫心理堂　编著

中国纺织出版社

内 容 提 要

　　一本来自知名微信公众号"林紫心理堂"的真实案例集，57个粉丝故事和心理专家的微咨询纪实。关乎人生的各个阶段——从生命之初的子女养育、到青春期的躁动冲突、再到步入职场的迷茫困惑以及婚恋情感的伤心无助，从心灵到身体的病症痛楚……每个故事后面，都有心理专家的专业指导以及心理关键词的自我学习，以便让心理学服务更多人，让更多的读者透过阅读别人的故事、更好地过好自己的生活。

图书在版编目（CIP）数据

　　心理学的帮助／林紫心理堂著.—北京：中国纺织出版社，2016.1（2024.1重印）
　　ISBN 978-7-5180-2013-3

　　Ⅰ.①心… Ⅱ.①林… Ⅲ.①心理咨询—案例 Ⅳ.①R395.6

　　中国版本图书馆CIP数据核字（2015）第230093号

策划编辑：郝珊珊　　　　　　　　责任印制：储志伟

中国纺织出版社出版发行
地址：北京市朝阳区百子湾东里A407号楼　邮政编码：100124
销售电话：010—67004422　传真：010—87155801
http：//www.c-textilep.com
E-mail：faxing@c-textilep.com
中国纺织出版社天猫旗舰店
官方微博http://weibo.com/2119887771
北京兰星球彩色印刷有限公司　　各地新华书店经销
2016年1月第1版　2024年1月第3次印刷
开本：710×1000　1/16　印张：14
字数：137千字　定价：48.00元

凡购本书，如有缺页、倒页、脱页，由本社图书营销中心调换

世间美好，因为你在

"林紫心理堂"的诞生，和任何一个小生命的诞生一样，伴随着各种喜悦、憧憬以及起名的乐趣。名字寄托着林紫团队每一位老师的期待，几番讨论，最终尘埃落定。

落定的这个名字，承载了林紫心理机构一直以来的心愿："专业与爱，让每个生命都如花开放。"而要做到这一点，势必"让心理学服务更多人。"

想要服务更多人，于是不拘一格。从最初独当一面的"小编"赵玲玲，到改版后的主编钟华老师，再到编辑谯秀娟、蒋艳平、胡霞；从专栏作者成峰法师、李孟潮、陈德中、叶斌、薛伟到我自己；从主任咨询师到普通咨询师……不知不觉间，心理堂成了林紫团队与众多粉丝们亲密接触的心灵净土。我们传播心灵智慧，传授心理技巧，传扬心理文化；我们想要引领和陪伴，也接受大家的引领和陪伴；我们答疑解惑，也在大家的故事中提炼让更多人受益的心灵秘谱。

于是，在出版社编辑珊珊的邀请和督促下，有了这本《心理学的帮助》。

心理学能够帮助大家什么呢？表面看，是帮助人解决当下的心理困扰、治愈心理疾病。然而，这远非心理学的全部意义。心理学用到深处，可以帮助我们撇开生命的浮尘和泡沫、看清自己与他人的来龙去脉。简单地说，就是帮助一个人弄明白："我是谁？从哪里来？到哪里去？"弄明白了，就能够更好地生活。

我未曾谋面的好友、上海人民广播电台著名主持人、"金话筒"奖得主白瑞老师，主持着一档深入民心的节目，帮助所有打进电话的听众解决各类困扰和难题。有一次我乘出租，正好接到她的采访电话，司机听说是白瑞，激动得差点从驾驶座上站起来："你一定要告诉白老师，她的节目是我唯一收听的电台节目！不为别的，就为她的温暖和实在，就像住在隔壁的阿姐！"

这就是"帮助"的力量——用心帮助一个人的时候，千千万万的人都可以在你的用心之中获益。就像《心理学的帮助》这本书里，咨询师们用心回答每一位"林紫心理堂"粉丝的问题，同时也希望：千千万万读到这本书的朋友们，可以在咨询师的用心之中各取所需、收获自己的人生智慧、享受心理学的曼妙深意。

世间美好，因为你在。感谢每一位，祝福每一位。

林紫心理机构创始人

林紫心理堂总编

心理学博士

2015年10月10日

于成都"林紫妈妈花园"

目录

第一篇
人之初，心养育

第四篇
婚恋情，心关系

第五篇
旧困扰，心答案

人之初，心养育

初为人父人母，喜悦之后，接踵而来的往往是无尽的困惑、不安、担忧乃至无助——宝宝一直哭闹怎么办？太过安静或太过好动会不会有问题？乱发脾气为哪般？工作和育儿无法兼顾怎么办？……一连串的问题背后，究竟蕴含着怎样的心理学意义？怎么做才能让宝宝拥有健康的心理和良好的性格？听心理专家与微友的问答，了解孩子心灵养育的关键词，陪伴孩子走好人生关键的每一步。其实，养育孩子的过程，也是父母最好的心理学学习和自我成长过程呢！

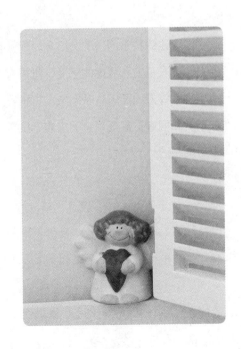

"怕生"的宝宝

> 我儿子现在一岁五个月，胆子非常小，小到别人多看他几眼就会哭，一看见生人就会藏到爷爷奶奶身后，抱着爷爷奶奶的腿不撒手，也不跟别的小朋友玩，比他小的孩子想跟他玩，他都会躲开，我该怎样来引导儿子呢？谢谢！

你描述的孩子的情况，很多时候被称为"怕生"。孩子怕生，常常会引起家长不安和焦虑的感受，觉得有义务鼓励孩子和别人相处，或是用尽哄骗等方式要求孩子向亲友打招呼或是表演。但往往孩子会显得更加不安和回避，甚至用大哭来表示抗议，这又使得家长感到更加挫败和不耐烦。

"怕生"和孩子内心的安全感有关。它是一种趋于自我保护的正常模式，每个人都会有，只是程度不同。其实在幼儿阶段，孩子是处于以自己为中心的思维模式，他以自己的舒适和安全感来作出对外界的回应。与陌生人的接触让他感到了不安或是压力，便会产生本能的回避。

从出生到2岁，孩子的主要任务是发展出对自己、他人以及环境的信任感。他们需要依靠他人，需要感觉到自己是被关怀、照顾的个体，需要认识到世界是安全的。如果家长给他提供了所需要的温暖、关注和无条件的包容和支持，孩子就会发展出信任感；相反，则会对人与人之间的关系产生不信任感。被拒斥的孩子往往会对世界充满猜疑。

这种安全感主要源于孩子的主要喂养者，尤其是与母亲之间的关系。现在很多家庭，由于母亲需要去上班，孩子交给老人来带，婴幼儿每次与母亲分离，仿佛母亲在这个世界上突然消失了，会产生强烈的分离焦虑和不安全感。有研究表明，剖宫产的孩子比顺产的孩子更容易"怕生"，一种是被动地突然与母亲分离，一种是自己主动地爬出产道。前者则更容易产生强烈的分离焦虑和不安全的感觉。

还有一些家庭是母亲全职在家带孩子，但如果母亲日夜都跟孩子腻在一起，常常在疲劳时会感到不耐烦，甚至把自己的某些情绪转移到孩子身上。如果是这样的情况，建议母亲可以每天安排几小时的独处时间，这样在对待孩子时就可以更加富有耐心。母亲稳定、健康的情绪，可以为孩子内心构建安全感提供很好的基础，孩子的人格也会随着母子关系的逐步深厚而日复一日越发充实和成长。

对于"怕生"孩子，家长首先需要的是去允许和接纳孩子"怕生"的需求，充分尊重孩子的情绪，而不是因为自己的担心，或是面子上的需要，去要求孩子进行他不愿意的人际互动。同时，在孩子与母亲或是某个主要照料者的互动关系中，构建更为安全的心理发展空间。

除此以外，家长还可以采取一些比较缓和的引导方式，比如自己主动对别人打招呼示好，让孩子感受到对方是安全和友好的。家长需要有足够的耐心，而不是催促孩子。

另外，现在的家庭中，独生子女严重缺乏玩伴。当孩子的人际关系从母亲、父亲向外界扩展时，血缘关系是极为重要的，可以先从多与堂表兄弟姐妹一起玩开始。随着孩子一天天长大，他会选择在他感到舒服

和安全的时候，作多一点点的探索和尝试，家长可以给予及时的肯定和鼓励。（咨询师：宋然）

安全感

　　心理健康的重要标志之一，人本主义心理学家马斯洛对安全感的定义是：一种从恐惧和焦虑中脱离出来的信心、安全和自由的感觉，特别是满足一个人现在和将来各种需要的感觉。安全感的建立与0-3岁的亲子关系（尤其是母亲和孩子的关系）紧密相关，安全型的依恋关系会让孩子获得良好的内在安全感，进而自信健康地成长、发展出良好的人际交往能力、适应力及探索能力等。

孩子你为什么哭

我家孩子4岁半，女孩，最近几个月一遇到点小事就会哭，刚开始给讲道理，她还会听，现在会哭上好一会儿才会听大人讲道理。

遇到别的小朋友不跟她玩，或在上幼儿园的时候因为没有遵守纪律老师中止她的活动，也会哭得很厉害，哭完以后她也意识不到为什么老师会中止她的活动。

我和孩子的爸爸一年总会有半年在外地工作，不能回家，孩子就一直跟着姥姥和姥爷，姥姥也忙，没空陪她，大部分时间都是她姥爷带着，经常都是她自己玩，她现在这种一遇到事情就爱哭的现象是不是特别缺乏安全感的表现呀，以后我该怎么做呢？

很高兴看到你的来信。虽然你和孩子的爸爸大部分时间都在外地工作，孩子和你们在空间上是分开的，但在来信中可以看出，距离上的分隔，并没阻碍到你和孩子在情感上的联结。我觉得你非常棒，通过孩子平时点滴的表现，就能观察并注意到她是否缺乏安全感，看得出来，你们一直都默默地关心着孩子。

你提到孩子遇到一些小事会哭，刚开始讲道理，她会停止哭泣，并听听大人们在说什么，但慢慢地，现在哭泣的时间变长了，而且好像让她哭的事情变多了，也变得更加细小了。作为咨询师，我想要问的是，每次孩子哭，大人们究竟知不知道孩子为什么哭，到底是因为某件事而哭，还是因为发生的这件事情带给孩子不好的情绪体验导致她哭了。

一般来说，都是事件带给她的情绪体验不好了，或者比较负面，所以孩子才哭的。4岁半的孩子照理来说，应该已经有不错的语言表达能力了，在她哭的时候，不知道你们是否和她讨论过，问过孩子的感受和看法。你们给孩子讲道理，是基于你们对事件的看法，还是在问询过孩子的看法之后给出的教育呢。

4岁半的孩子，心理正在经历着主动性和内疚感的发展（initiative vs guilty），这个阶段的孩子会主动进行很多活动，探索这个世界，比如，主动发展朋辈关系，去交朋友，如果在这个过程中，遭到小朋友的拒绝，自然就会有受挫的感受，那孩子的哭也就变得合情合理，老师在没有明确孩子们是否明白的前提下，由于种种原因终止了他们的活动，在孩子的世界里，无缘由地遭到了强制性的停止和拒绝，那他们感到难过也都是正常的。

看上去，在你们的家庭中，对孩子在情感上的陪伴可能未必有条件做到给予很多，所以作为家长，可能需要尽可能地平衡好工作以及和孩子相处的时间，花多一点时间来听听孩子们的想法，感受他们的情绪，"蹲下"，从孩子的视角去看他们看到的世界，他们理解的事件，这样可能不仅可以更好地帮助你们理解她的想法，也可以使你们之间情感的纽带联结得更紧密。（咨询师：李滢）

心理发展阶段

　　美国心理学家埃里克森认为，个体发展是持续一生的，心理社会性的发展分为8个阶段，在心理发展的每一阶段，个体都会面临着一个需要解决的心理社会问题。这个问题引起个体心理发展的矛盾与危机。如果一个人能顺利解决每一阶段所面临的矛盾与危机，就会对心理发展产生积极影响；相反，则会产生消极影响。对照下面的表格，看看孩子和我们自己当下阶段的发展任务吧。

埃里克森心理社会性发展的8个阶段

年 龄	发展任务	重要事件	危 机 描 述
			发展顺利的表现
出生～18个月	信任对怀疑	喂食	婴儿与看护者建立初步的爱与信任，获得安全感
18个月～3岁	自主对羞怯	吃饭、穿衣、如厕训练	开始出现符合社会要求的自主性行为
3～6岁	主动性对内疚感	独立活动	儿童对周围世界更加主动和好奇，更具自信和责任感
6～12岁	勤奋感对自卑感	入学	学习知识，发展能力，学会为人处世，形成成功感
12～18岁	角色同一对角色混乱	同伴交往	在职业、性别角色等方面获得了同一性，方向明确
成年初期	亲密感对孤独感	爱情婚姻	乐于与他人交往，感到和他人相处具有亲密感
成年中期	繁殖感对停滞感	养育子女	关爱家庭，支持下一代发展，富有社会责任感和创造力
老年期	完善感对绝望感	反省和接受生活	自我接受感和满足感达到顶点，安享晚年

宝宝，你是上天派来折磨我的吗

我女儿11个月大了，从一出生就不好带，很闹人，一刻都不肯安静，一点点不高兴就哭，怎么哄都不行，晚上也睡不好。但是她很喜欢跟小朋友玩，她喜欢跟女性玩，不肯跟男性，包括爸爸、爷爷、外公都不跟。

因为我和老公白天要上班，所以白天是她奶奶带，晚上我带。我们是跟公婆一起住的，我跟我公婆的感情挺好，没有矛盾，跟我妈就更不会有矛盾了。

可是就因为女儿闹，从她出生到现在，我都没睡过一个好觉，搞得我自己的心理都有问题了，有很多次，我都会忍不住打她，甚至会有掐死她的想法，也想过抱着她一起死，过后又会觉得很内疚，觉得自己不是一个合格的妈妈，再这样下去，我怕我真的会崩溃了。

看到你的来信我能感受到你的困惑、担心和烦躁。你说你女儿"从一出生就不好带，很闹人，一刻都不肯安静，一点点不高兴就哭，怎么哄都不行，晚上也睡不好"，让我想到困难型宝宝。也许在一开始就贴上这样一个标签，会让您很紧张。不管怎样，请先克制一下您的情绪，听我把话说完，结果并不会像你想得那么糟。原来新生儿出生后都集中在一起，妈妈不可以把宝宝放在自己身边，去看宝宝的时候可以看到一群宝宝。这时妈妈会发现这些可爱的小精灵神情各异：有的睡得很香很沉，有的温顺平和到处张望，有的烦躁不安哼哼叽叽，还有的不断哭闹难以安抚。其实这种在出生后最早表现出来的较为明显而稳定的个性特征就称为气质。这种气质是一种先天的相对稳定的素质，研究者根据婴儿的活动水平、生活规律性、适应性、坚持性等9个方面，把气质类型主要分成3种：

1. 易养型。大多数宝宝属于这一类。他们吃、喝、拉、撒、睡比较有规律，容易适应环境，也容易接受新事物和不熟悉的人。他们情绪一般比较积极、愉快，与大人的交流反应迅速。他们具有的特点，容易让大人产生愉悦的感受而受到喜爱。

2. 困难型。这类宝宝占10% ～ 15%，他们常常大声哭闹、容易烦躁、爱发脾气、不易安抚。出生几个月在饮食、睡眠上仍缺乏规律性，不愿接受新食物、新事物、新环境。他们情绪总是不好，在游戏中也不愉快，成人很难得到他们的正面反馈。这样的孩子对父母来说是个很大的考验，需要极大的耐心和宽容，来促使他们的气质向易养型转化。

3. 启动缓慢型。这类宝宝活动水平很低，行为反应强度很弱，情绪总是消极而不愉快。他们不像困难型婴幼儿那样总是大声哭闹，而是常常安静地退缩在一角，情绪低落，回避新刺激、新事物，对外界环境和事物适应缓慢。

就像硬币有两面一样，即使是困难型宝宝也有优点。他们往往精力过剩、体力很强；他们聪明、反应灵敏、好奇心强、感情丰富；他们的运动能力、平衡能力很好，特别是大动作运动；他们有很强的学习动力，坚持性强、执着。所以对于困难型的宝妈宝爸来说，只要有耐心和坚持，你们的付出是会有回报的！

不管怎样，孩子总会长大，倒是你的状况让我担心。困难型宝宝在出生的头几个月，他们的急躁易怒常常会让抚养人束手无策，觉得无助。等他们长大些，又因为他们精神旺盛、好动、顽皮，不断地消磨大人的耐心和意志。这些种种都会让大人非常愤怒、无助，忍不住想对他们埋怨，甚至是打骂，而这样做会让宝宝更加烦躁、易怒。当然，你也会因此觉得更受挫，会觉得很累很厌烦。

所以在这个时候，光靠告诉妈妈要有极大的耐心和宽容的态度是不够的，还需要妈妈有强大的支持系统。好在你和妈妈、公婆的关系都很好，他们可以给你很大的支持、理解和帮助。但同时，我发现在你的提问中丈夫没有被提到，其实丈夫的存在、参与对新妈妈来说是非常重要的。

在婴儿的早期，爸爸对他们的影响是很间接的，爸爸的职责是通过在经济、情感和体力上帮助妈妈，让妈妈可以以稳定、积极、愉快的情绪来面对孩子。如果有可能不妨和丈夫商量一下，把孩子的情况告诉他，让他也更多地参与到抚育孩子的过程中来，这样可以减轻你的焦虑和自责、增进你们夫妻间的情感，还可以培养父女的感情。（咨询师：李滢）

支持系统

　　心理学上的支持系统通常是指个人的"社会支持系统"，即个人在自己的社会关系网络中所能获得的、来自他人的物质和精神上的帮助和支援。一个完备的支持系统包括亲人、朋友、同学、同事、邻里、老师、上下级、合作伙伴等，当然，还应当包括由陌生人组成的各种社会服务机构。每一种系统都承担着不同的功能：亲人给我们物质和精神上的帮助，朋友较多承担着情感支持，而同事及合作伙伴则与我们进行业务交流。

　　表面上看，每个人的社会关系网都差不多，无非是父母手足、同学同乡、朋友同事，但深入观察，每个人从中获得的支持却有很大的差异：有人在个人支持系统中与他人共享生活，充满幸福感，遇到困难时总能获得及时而有力的帮助；而有些人则不然，他们虽然和别人一样也拥有客观存在的关系网络，却与其中的人相处得很糟糕，在陷入困境的同时，也迅速陷入孤立无援的状态。

　　研究表明，良好的社会支持有利于身心健康，而不良社会关系的存在则损害身心健康。家庭中，如果妈妈的支持系统出现问题，则必然会影响到孩子的心理发育。所以无论妈妈自己还是其他家人，都需要积极主动地为系统的建立、改善和稳固而不懈努力。

孩子"毁了"我的生活

我自生完孩子以后整个人都变了，脾气暴躁，易怒，觉得生活一团糟。孩子出生两年半了，一直由我婆婆带，我现在上班，觉得一切都不在我的计划范围之内了。加之与婆婆、老公的矛盾，使我工作都没心情。

我是一个很要强的女人，一直都想自己干点事业，婚后没有计划要孩子，但是公公婆婆一直催我们，老人的心情我也能理解，所以我也找公公婆婆谈过，我说我们以事业为主，没有准备要孩子。他们说生完孩子我们帮你带，你们也耽误不了事业，我跟老公一想也可以。

所以我们就有了孩子，孩子45天我就上班了，上班以后就觉得力不从心。我婆婆是不太爱做家务的那种女人，所以上班以后我就家里、孩子、工作都要操心，觉得精力不够用，脾气也越来越暴躁。第一次与婆婆争吵是孩子10个月的时候，一天老公出去跟朋友喝酒，很晚了没有回来，而且那晚雾特别大，我就打电话叫老公早点回家，结果把儿子吵醒了，婆婆就说我。

我当时失控了，说了一些话，都是对老公的不满，婆婆就不高兴了，跟我吵了起来，我一气就收拾东西准备回娘家。老公回来时，不知道婆婆对他说了什么，当老公找到我的时候，我刚准备开口，他对我说："别说了，你们各自都说自己的理，我该听谁的？"

我当时愣了，因为他从来没有这么对我说过话。第二天早上我们准备出门上班，婆婆在门口等着我说："我给你们看孩子、做饭，你还不知足。"我说："我怎么不知足了，我又没说你什么。"就这样，老公决定搬出来租房子。

过了几天，我看都平静了，我又试着跟老公提起那天的事情，老公说："别说了，我妈还说你打她呢。"我都蒙了，我说："我是什么人你还不知道吗？你居然这样说我，凭你妈妈的一面之词，就定我的罪了。"我一直不能释怀，以至于到后来跟老公隔阂越来越深，直到不交流，甚至到离婚的地步。可能是我脾气越来越燥吧，老公出去找了红颜知己，后来跟我说他们只是瞎聊，但我无论如何也不相信，我们彼此都不信任了，我一度觉得他们家就是让我给他们生孩子的。

看了你的来信，也真切地体会到你现在的状态，如信中所说"觉得生活一团糟"。所提及的每一件事情都带着强烈的情绪，而这些情绪却一直没有找到恰当的途径来表达，久而久之又互相纠缠互相渗透，到现在，可能自己都不知道到底是什么了，只觉得一团糟，烦躁，脾气大。这样的烦躁又会让自己更加困惑和不安，搞不清楚到底哪里出了问题。像被困在一个地方，想挣脱却动不了，很无辜也很无助。

似乎你和婆婆的争执是一个导火索，并且对夫妻的感情也造成了影响。我相信在争执开始时心里有很多的愤怒和不满，对宝宝出生以来婆婆的做法，以及老公的表现积累了很久的情绪，在那个时刻爆发了。

在决定是否要生小孩的事情上已经为今天埋下了伏笔。公婆当初承诺会照顾小孩，你才决定生这个孩子的，但是现在孩子出生后并没有像当初沟通的那样，反而是自己要忙碌于工作家庭孩子，感觉自己精力不足，情绪也越来越烦躁。

我相信那个时候心里除了烦躁也有很多辛苦，不满于自己目前的状态，也不满于婆婆承诺的落空。老公是自己最亲近的人，希望他能够看到自己内心的苦，给自己一些理解和支持，可是这些希望和期待却在吵架这件事上都落空了。事后老公对这件事情的态度让您觉得他不仅没有理解自己，甚至也认定自己是做错的一方。除了失望，更多的是孤独和无助，不知道在这个家里谁还能帮助自己。

在两个人的关系里，这个男人还爱自己吗？还可以信任吗？而自己除了生了孩子，还算什么呢，还算他的妻子吗，还算这个家的一员吗？这些问题不断地盘旋敲打着你，让本来迷惘无助的心更加动摇和敏感。以至于夫妻隔阂越来越深，彼此的信任也降低了。

从开始的新婚燕尔到现在的彼此不信任，似乎看上去只是几件事情的问题，但中间内心情感的曲曲折折，我想都不是两人想看到的。如你信中所说：觉得一切都不在计划范围之内了。到底是什么时候开始发生变化的呢？

让我们回到问题的原初：是否要孩子。原来计划不要孩子，好好发展自己的事业，可是后来公婆希望要孩子并承诺会照顾，于是决定生小孩，接着各种变化就来了。不管是后来婆婆照顾孩子，还是老公的态度都是那么的不顺心，心里有一个声音：是你们说会照顾，才要了这个孩子，可是现在却要我来照顾，我的精力不足却根本没有一个人理解，一味地认为是我的错，那原来你们的承诺呢？内心的愤怒、不满、埋怨和委屈日积月累终于爆发了。

现在让我们平静一下好吗？我看到你内心的委屈，看到你现在在关系里的担忧，看到你对自我存在的不确定。有些心疼这样困惑和无助的你，感觉你外在是一个好强、愤怒有力的女强人，可内在是一个委屈、无助的小女孩，那个小女孩觉得自己被骗了，还要努力地去为欺骗自己的人们弥补后果。

公婆的承诺可能没有做到百分之百，我相信他们也是尽力的，毕竟那是他们可爱又宝贝的孙子。我相信您也一定尽力了，初为人母，对于去照顾这个小毛头，也一定既紧张又有些担心，想着如何能给他最好的爱。他的来临，虽不在自己内心的计划之中，可是他就是那么实实在在的来了。

而你，也不仅仅是妻子、媳妇，还是一个母亲。对这个新的身份，也许有些抗拒，也许有些恐慌，如果能逃避我想大多数人都想着能先躲一躲多好。既然婆婆承诺了她来照顾，很好呀，自己可以先不去面对。婆婆的承诺是一个挡箭牌，自己可以先逃避一阵子这个不在计划中的变化。可是母亲这份责任终是要去面对的，无论是否心甘情愿。我知道这需要很大的勇气，也相信您一定可以胜任这个新的角色。我想当你能够欣然地去接纳这个宝贝，以及这个宝贝带来的变化，你会发现更多的自由和惊喜。

每一个宝贝都是上天给予最美好的礼物，他们有时突然闯进我们的生活，扰乱了生命的轨迹，可是，却用更美妙的惊喜拓展了生命的宽度，用更刻骨的经历凝结了生命的厚度。（咨询师：王金婷）

角色适应

角色是社会心理学中一个专门的术语，是对某个特定位置的行为期待与行为要求，是一个人在多层面多方位人际关系中的身份和地位。所有的角色都不是由个人决定的，而是社会客观赋予的，比如"妈妈""婆婆"等。对于家庭每个成员来说，一个新成员的加入，其实意味着许多角色的同时增加与变化。媳妇娶进门，多了一个"婆婆"的角色，宝宝出生，又多了一个"妈妈"的角色，假如没有足够的准备，就可能出现角色适应不良，"女强人"与"妈妈"虽然看起来是同一个人，但却可能存在严重的内在心理冲突；而"婆婆"如果没有准备好与另一个女性"共享"儿子与孙子，则势必会发生剧烈的家庭斗争。因此，角色适应，是每个人一生中必修的一个重要课题。

怎么跟3岁的孩子沟通

> 我女儿刚3周岁，现在幼儿园上小班。我发现女儿很脆弱，没自信，没安全感。
>
> 1.很脆弱，在幼儿园老师叫她吃饭快点或者说吃完了才能出去玩，或者说她画画不好之类的话，她就哭。同学打她就在那自己哭，不敢跟老师说。
>
> 2.没自信，老师或者同学说她画得不好，她就马上放下笔，不画了，要不就只顾流眼泪。
>
> 3.没安全感，早教中心是她很熟的地方，她在里面上课，家人不能陪同。我在外面等着，她也不肯，要我在教室里面。
>
> 我该怎么跟她沟通呢？

从来信中能感受到你对女儿很细致的关注和关爱，同时也会有一些不知道如何应对女儿现在情况的焦虑感，很希望自己能做些什么帮助女儿克服她的"弱点"。

你的来信很有画面感，似乎看到一个模样可爱又有点胆怯的小女孩，大眼睛很漂亮，可转眼又噙满委屈的泪水。

这样的孩子会让人疼爱又不舍，有太多的着急，无奈，想要为她做，却又不知如何做，希望她勇敢、自信、独立，但又舍不得，放不下。

3岁是儿童心理发展一个很重要的阶段，这个阶段一般会出现一些较激烈的冲突或倔强的反抗形式，也就是儿童的第一反抗期。

3岁的孩子在言语和行动上已经掌握了基本的技能，此阶段的发展主题是有些矛盾的，一方面要满足自主性的发展，另一方面又要遵循规则。所以这个阶段对孩子、父母都是一个矛盾又反复的时期。

3岁开始进入幼儿园，父母需要承担起控制儿童行为使他们符合社会行为规范的任务，养成良好的习惯。比如吃饭、如厕、上学等，而这一阶段的孩子正是自我意识的萌芽期，强烈地希望获得足够的自主权，以满足和证明自己的存在。他们会经常说"我要""我不"，有时即便不用语言来表达，也会用倔强的行动来默默地反抗。

父母也会很矛盾，听之任之呢，不能建立起规则；严加管束呢，又打击了孩子的自主性。父母的责任和对孩子的疼爱交织在一起，也会带来更多的茫然无措和焦虑不安。对于这个阶段的宝宝，家长要有更多的耐心和信任。

针对这一发展期的孩子，妈妈们首先要调整自己的心态，不乱不慌，平复自己有些焦虑的心，才能贴近宝宝的心。

如果自己先乱了阵脚，充沛的母爱怎能徐徐流淌，给宝贝细腻又滋润的关爱呢。说到这里，我相信聪慧的妈妈你一定明白了。

在跟宝宝沟通中，妈妈要怎么做呢？有几个小建议可以参考一下。

第一个是尊重，小人儿开始有自己的想法了，开始有意识地去做或者不做，这是他们第一次感觉自己是个独立的、有能力的、说了算的个体。

在一定规则范围内要给予尊重和肯定，"是的宝贝，你可以。""哦，亲爱的，你做到……真棒。"只要留心去观察，一定会发现宝贝的过人之处，看着他们带来的惊喜，父母由衷的赞扬是他们成长最好的礼物。

第二个是倾听，有的时候宝贝会很执拗地坚持不做什么，就像女儿一定要妈妈陪同，这个时候，妈妈不妨蹲下来听一听，小人儿心里是怎么想的呢？她的心情怎么样？希望妈妈做些什么？

即使她的想法在成人的眼中无比可笑，也请妈妈们耐心地去倾听，去回应。孩子的世界很简单，很纯净，他们需要慢慢地适应社会的规则和制度，在这个过程中，请温柔地牵着她的手，慢慢地走，轻轻地，不要惊扰到他们的小小世界。

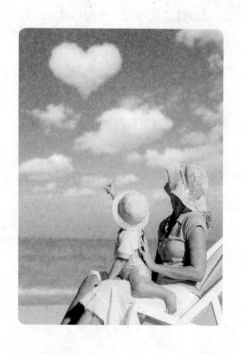

　　你的温柔陪伴会让她相信成人世界的美好和值得信赖，在将来，他们也会用习得的温柔和美好来对待这个新的世界。

　　妈妈给予孩子的不仅仅是生命，还有如何去感受生命；不仅仅是用眼睛去认识这个世界，适应这个世界，更多的是用心去创造这个世界，改变这个世界。（咨询师：王金婷）

第一反抗期

　　2~3岁的儿童，随着其动作和认知能力的显著发展，他们的探索欲望和自我主张越来越强烈，独立性和自主性也相应发展起来，幼儿初步认识到作为个体的"我"以及"我"的力量，但他们的欲望和要求常常遭到父母的禁止和限制。欲望、自我主张遭到阻止的幼儿则用反抗和拒绝行为来表明自己同别人意志之间的冲突，他们不仅拒绝成人的命令和要求，甚至拒绝成人的帮助，事事要"我自己来"，这种持有强烈的自我主张，以及对别人的命令、要求、帮助予以拒绝的态度，称为第一反抗现象，这个时期称第一反抗期。

　　从孩子生理和心理发展的角度看，这种"反抗期"的表现是一种正常的现象。随着幼儿活动能力的增强，知识的不断丰富，孩子心理变化急剧，特别是孩子的需要发生了很大的变化，而成人往往还是用老眼光去看待孩子，要求孩子，因而引起孩子的种种反抗行为。但是，从另一个方面看，如果孩子的个性得不到发展，反而会影响他今后的成长。经历"反抗期"是孩子正常发育的必然阶段。

　　那么，怎样才能帮助孩子渡过这一特殊阶段呢？

（1）教育是关键。在这段时期里，父母要放弃那种不分青红皂白的强硬态度。应该看到，孩子的"反抗"行为正是促进他们能力发展的心理动力。成人应及时抓住这一时机对孩子的某些行为给予适当的鼓励，以促进孩子自我意识的形成和动作技巧、能力的发展。

（2）家长要助孩子发展一臂之力，对孩子的反抗行为既不能一味地满足，也不能过多地限制。一味地满足容易造成孩子任性和执拗；过多地限制会挫伤孩子的自尊心，从而变得顺从和依赖，缺乏自立能力。

（3）父母在了解了孩子的"反抗期"特点以后，最重要的是要注意因势利导，从旁协助，给予正确合理的教育。比如：孩子喜欢独立行走，你就不要硬去搀扶他，可以在旁注意保护；孩子要自己吃饭、穿衣，就可以让他自己动手，而你在旁加以指导，以此促进孩子心理健康发展，帮助孩子顺利渡过"反抗期"。

特别要说明的是，有的孩子是以哭泣来表达反抗的，"非暴力不合作"的背后，其实同样期待的是理解和尊重，父母切忌过早给孩子贴上"不自信"等标签。

宝宝为什么突然不会说话了

　　我女儿两岁半，一直是奶奶带她，各方面都很好，活泼可爱，会说很多话，讲故事、说童谣、背唐诗、唱歌……但这些并非我们家长刻意去教她，而是给她念书（她很喜欢看书）、唱歌、听音乐的时候她就记下来了。久而久之，她就熟悉了，能够自己表达出来。

　　国庆节的时候，我和先生考虑到让奶奶好好休息一下，我们也和宝宝多相处一些时间，加之长期在外地的外公外婆也回来了，所以我们把宝宝接回到我们家。

　　前两天发现宝宝说话总喜欢重复第一个字或者将第一个字的音拖很长。我们以为她淘气，就告诉她"宝宝好好说，别这样"。

　　之后几天，我又发现宝宝想要什么东西的时候不再自己清楚地表达，而是手一指，"嗯嗯呀呀"地叫，这个时候外公外婆疼爱有加，会很快地帮助她达成心愿。我知道这是不对的，但也没有办法改变，心想就这几天，过了就好了。

　　可不料，送宝宝回到奶奶家，宝宝有了出乎意料的变化，她不怎么说话了，连爷爷奶奶、爸爸妈妈也不怎么叫，偶尔说话，也不及以前那么清晰。这可急坏了大家，不知道宝宝这是怎么了？是自信心受挫了吗？还是变得懒惰了？

你的来信描述得特别清晰，能看到一个语言能力很强的活泼聪明的小女孩儿跃然纸上。而之后几天巨大的反差，似乎这个2岁半能言善辩的小姑娘一下退回到了咿呀学语的小婴儿状态。

身为父母，能感觉到你的着急与困惑：宝宝这是怎么了？同时，也似乎有一些内疚：是我做错了吗？那样直接的指责对宝宝产生了如此大的影响吗？

我们试着一起回到宝宝发生变化的那个源点，来看看是什么引发了这样巨大的变化。

1. 生活环境和主要照料者变化。

根据依附理论，婴儿在7个月左右时开始建立起对家中某一特定人物的强烈依附。如果这个特定人物在，婴儿就能安心探索外在事物。

我不确定女儿是从生下来多久开始被送去奶奶家照料？是母乳喂养还是奶粉？送去奶奶家，妈妈每天都能见到吗？还是隔段时间才出现？

目前看来，奶奶对于女儿来说，是她很重要的安全依附对象。有她在，对女儿来说，就是熟悉的和安心的。

后来接女儿回归，对父母来说可能是享受亲情、建立亲密关系的时刻；但对女儿来说，可能会有对环境突然改变的不适，以及主要照料者变更带来的不安和害怕。而这些紧张不安的不舒服感，对于2岁半的小朋友来说，是很难用言语表达的。

2. 宝宝说话有"不好的习惯"，告诉她"好好说，别这样。"

对于还处在语言学习、发育期的小朋友来说，学语言是一个日趋完善的过程，会有很多的问题，这时若只告诉她她说的是错误的，而不教给她正确的，她会不知所措，也很有可能会被打击到说话的自信和热情。

再加上是在一个对她来说不是很熟悉的安全环境里，遇到这样的刺激事件，让她产生那种退回到小婴儿的状态也就不足为奇了。

在做父母时，我们总希望自己能成为完美的父亲母亲，给予孩子百分百正确的关怀和指导。但事实上，我们也是人，总会有想不到的地方，有时也难免焦虑，对待孩子难免偶尔"简单粗暴"。

但庆幸的是，对每一个真心爱孩子的父母来说，这样的"简单粗暴"所造成的影响都不是不可逆的。

给你的建议是：孩子已经回到奶奶家，那么再多观察一些日子，让她重新找回稳定的安全依附关系。同时，你自己也不用着急，在与宝宝相处时多多营造轻松快乐的氛围，不再强调她语言中哪些是错的。出现错误时，不强化，多肯定她说得好的地方，相信慢慢地女儿的状况会越来越好。（咨询师：刘舶孜）

依恋关系

指婴儿和其照顾者（一般为母亲）之间存在的一种特殊的感情关系。它产生于婴儿与其父母相互作用的过程中，是一种感情上的联结和纽带。因而，最初的研究者把对依恋研究的注意力放在母婴相互关系如何随婴儿的成长而丰富和变化的方面。现在，研究者普遍认为，依恋是人类适应生存的一个重要方面，因为它不仅提高婴儿生存的可能性，而且建构了婴儿终生适应的特点，并帮助婴儿终生向更好适应生存的方向发展。

根据宝宝在陌生情境中的不同反应，心理学家安斯沃斯将宝宝的依恋分为安全型、回避型、反抗型和混乱型4种依恋类型。

1. 安全型依恋

宝宝表现：

妈妈在场时，能自如地操作玩具，并不总是依靠妈妈，更多的是用眼睛看妈妈、对妈妈微笑或说些什么；对陌生环境积极地探索，对陌生人的反应也比较积极。

妈妈离开时，宝宝的操作、探索行为会受到一定影响，明显表现出苦恼、不安，想寻找妈妈回来。

妈妈回来时，宝宝会立即寻找与妈妈的接触，并且很容易经抚慰而平静下来，继续去做游戏。

教养特征：

父母对宝宝的需要敏感，态度积极；与宝宝经常有互动，与宝宝一起做相同的事，一起笑、一起做动作，为宝宝的活动提供情绪支持，并经常激励宝宝。

2. 回避型依恋

宝宝表现：

对妈妈在不在场都无所谓。

妈妈离开时，他们并不表示反抗，而是直接忽略，不予理会，自己玩自己的，很少有紧张、不安的表现。有时也会欢迎妈妈回来，但时间非常短暂。因此，实际上这类宝宝并未与妈妈形成特别密切的亲子关系。所以，有人也把这类婴儿称作无依恋婴儿。

教养特征：

父母对宝宝不敏感，表现消极，很少满足宝宝的需求；很少从与孩子的亲密接触中获得乐趣。或者，对待宝宝过分热情，刺激过度，经常对宝宝喋喋不休，强行给宝宝制造某些需要，让宝宝不堪其扰。

3. 矛盾型依恋

宝宝表现：

这类宝宝在妈妈要离开前就显得很警惕。

妈妈离开时会表现得非常苦恼、极度反抗，任何一次短暂的分离都会大喊大叫。

妈妈回来时，对妈妈的态度又很矛盾，心里既想与妈妈接触，又有些反抗。如果妈妈想抱他，他会生气地拒绝、推开。这时他已不能再重新回到游戏，而是不时地朝妈妈这里看。

教养特征：

矛盾性依恋宝宝的父母教养方式通常不一致，他们对宝宝时而热情时而冷淡。宝宝对父母这样的态度和方式会感到绝望，为了获得关注，他们要么黏住父母，要么哭闹，如果一切努力都无效的话，他们就会变得愤怒、怨恨。

4. 混乱型依恋

宝宝表现：

这种类型的依恋最不安全，宝宝最没有安全感。

妈妈回来时，宝宝的表现比较无所适从。妈妈拥抱他们，他们的表情会比较茫然，情绪会稍显忧伤，会躲开妈妈的目光。一些宝宝在得到妈妈的安抚后会大哭，或者表现出一些奇怪的、冷漠的姿势。

教养特征：

混乱型依恋的宝宝通常受过父母的忽视，或者受到过父母对其身体上的虐待。这些宝宝的妈妈通常都患有严重的抑郁症，这些妈妈自己也会经常出现恐惧的、矛盾的、令人不愉快的情绪。

孩子害怕睡觉怎么办

> 我儿子3岁半，他在一次睡觉过程中梦见了怪兽和黑影人，从那以后一直不愿意睡觉，总要求睡觉时开灯、睁眼睡、妈妈陪着睡，我该怎样帮助他？今年6月底开始的，是在幼儿园一次睡午觉，午觉过程中哭醒了3次，同时老师抱出教室2次，回家后就说老师打了他，再也不想上幼儿园，害怕在幼儿园睡午觉。我去幼儿园看了视频，视频上无法证实老师打了他，因为抱出去2次，每次5分钟左右，都看不到视频。第二天尝试硬送他去幼儿园，到了幼儿园门口让他下车，他就缩到车角不愿下车，于是我就没再强迫他去，给他转了园。今年9月份在另一家新幼儿园上课，但至今不想在幼儿园睡午觉（虽然也能睡着），总说要老师同意他睁眼睡，坐着睡。每天都重复不想在幼儿园睡午觉，就因为这个也不想上幼儿园。

听你对孩子在幼儿园上课的一些反映，还有对于睡觉具有抗拒性、焦虑、害怕等情绪体验的描述，不排除孩子在幼儿园曾遭受到一些创伤性事件的经历。虽然你的描述看上去很冷静、很清晰，但身为母亲的你，又怎能真正做到内心平静呢？想必现在对于那空白的5分钟，你可能还是会心有余悸，只是比起孩子的现状，看得出你还是更愿意带领孩子往前走。

无论孩子之前受到了怎样的创伤，从家长的层面，目前可以做的是陪伴。孩子现在即便转到了新的幼儿园，还是不愿午睡，就算午睡也提出要坐着睡或者睁眼睡，晚上一定要开灯或者父母陪，害怕做噩梦，这些都是安全感缺失的表现。所以在日常生活中，尤其在幼儿园中，会表现得尤为警觉。那么，在家中，建议父母尽量无条件陪伴，先不要那么快训练其一个人睡觉的能力，孩子现在所需的第一步是安全感的补足。

所以，晚上睡觉时，父母前期可以先陪他一起睡，临睡前，可以给孩子讲一些温馨的关于安全感的小故事。慢慢地，可以和孩子做一个拉钩的约定，约定一周有几天是开灯一个人睡，其余几天可以和父母一起睡。当然在入睡前，父母还是需要做陪伴，告诉孩子"爸爸妈妈会在这里陪着你，直到你睡着了，我们再回自己房间，但是你可以开灯睡"。到后期，睡前仍有父母陪伴，只是等其睡着后，需要独立一个人关灯睡。然后再重复之前类似的训练，就是一周有几天是关灯睡的，其余可以开灯睡，再到后来每天都关灯睡觉。

整个训练过程，需要注意几点：第一，刚开始时，需要让孩子知道，现在我们陪你一起睡，但慢慢地，会需要孩子独立一个人。无论如何，爸妈会陪着你一起度过这个过程，等他勇敢起来。第二，如果条件允许，父母双方最好一起参与，临睡前，父母可以一起陪伴孩子，一起给孩子讲睡前故事，如果孩子有需要，可以让他拉着爸妈的手，帮助他安心。第三，整个过程切记操之过急，要有耐心，要慢慢来，如果孩子有反复，或者未能做到很好的时候，不要责怪或者打击孩子，说一些类似"你怎么退步啦""你怎么这么不勇敢啊"之类的话。相反，可以鼓励他"宝宝，有进步哦""宝宝，真棒""妈妈看得出你有努力，已经很不容易了，很好了"之类。

另外，父母需要出面和幼儿园的老师进行沟通，告诉老师，孩子大概的一个背景情况和经历，现在在家父母对其的训练和帮助，也告诉老师，作为家长对于老师的一个期待，希望老师对其可以有更多的包容和留意。

虽然父母协同幼儿园在各方面进行努力，但对于孩子的这个创伤经历，暂且不说事实真相是如何，建议你还是需要通过专业的咨询对孩子的恐惧情绪进行处理，帮助其释放、修整和调节。

最后祝您的儿子可以通过这段经历变得更为勇敢和优秀，也祝他快乐成长！（咨询师：邵傲颖）

创伤性事件

心理创伤性事件是指那些违反当事人所持的世界观和人权观，使得个体感到极度困惑、非常害怕、无助、恐惧、不安全、被背弃、前景幻灭的事件，它们可以是单次突然发生的重大意外，也可以是反复出现或持续存在的日常生活经历。对成人来说，一般包括：亲身体验、目睹或遭遇几乎招致自己或他人死亡或严重损伤的事件；经历重大事故、自己或亲人被诊断重大疾病、亲人死亡等；被欺凌；受到家庭暴力；性侵犯；经历灾难，如地震、火灾、空难、台风、战争、群体暴力；长期处于极度贫困；长期受虐待，等等。

那么，什么是影响孩子心理健康的"非常"事件呢？俄国心理学家阿·巴尔坎提供了一份"非常"事件的清单，这些事件对孩子心理产生的影响，有些是暂时的，有些却是长久的。包括：

1. 不可预见的重大"非常"事件（灾难、亲眼所见的杀人行凶、成年人的性侵犯、其他原因造成的极大恐怖等）。

2. 家庭里的"非常"事件（亲眼看到亲人去世、父母之间经常争吵、父母离异、被父母送到奶奶家或其他亲戚家受教育等）。

3. 与孩子的社会适应相关的"非常"事件（进幼儿园、换学校、与同龄孩子的矛盾冲突、得重病或受重伤、宠爱的小动物死去等）。

如果孩子生活中出现上述事件，应引起父母的足够重视，及早寻求专业帮助，尽可能地消除或缓解它们对孩子的影响。

如何与孩子谈论"性"

我女儿6岁多了，在老家由爷爷奶奶带。最近打电话总是问一些成人话题，比如学校谁跟谁好（男生与女生），为什么男生有jj，站着尿尿，女生没有要蹲着尿。我告诉她说不要随便说这些话，不文明，还有上厕所和洗澡等都要关门不能让人看（老人从来不教，只管吃穿，总认为小孩子无所谓，长大自然会懂）。女儿问我为什么不能看，还有怎样会有娃娃，电视里生孩子女人很痛苦是不是真的，她以后不生娃娃行不行等问题，我真的不知道怎么回答。

感觉得出你对于孩子提出的与性有关的话题，感到尴尬和无措，好像也不知道该如何开这个口，主动提出或回答孩子对于性的困惑。

很多家庭都会将这层责任在家庭成员间相互推脱，甚至有时候还期盼着，最好孩子自己就不记得了，然后也就不用来问了，这样某种程度上帮助了家长缓解面对这类问题的焦虑和尴尬，但对孩子的教育和发展来说，并不一定就起到正面的作用。很多孩子在进入青春期后，便会开始通过自己的方式去学习和获取这方面的信息，而因为缺少正面的引导，往往他们取得的信息和概念是有偏差的。

性教育在中国确实是一个比较敏感的话题，无论是在家庭还是学校，都会比较少地被提起和涉及，以至于中国的孩子在这部分知识和信息的获取上，普遍会呈现出比较匮乏和无知的状态。

其实，性教育对每一个孩子来说，都是非常重要和必要的。

首先，我们不要将性教育就简单地看成是性，其实它还包含着对性别的概念。一般来说，孩子在3岁开始就发展性别意识了，他们会发现男孩和女孩不光是在身体上不一样的，就连性别所决定的角色也是不一样的。

性别角色是指社会为了区分男女的不同，会对男女的行为、兴趣、态度、气质等进行定义，也就是说，社会对男性是怎样的、女性是怎样的，会有一个定义。而从3岁开始，我们的孩子就会开始被性别角色化，也就是孩子们开始学习自我的角色，比如，作为男生应该是如何的，作为女生应该是如何的。这也是为什么进入幼儿园后，老师会要求男生去男生的厕所，女生去女生的厕所，一部分也是出于开始性别化对待的考虑。

随着孩子的成长，对于性别的不同有所好奇，这是很正常的现象，每个孩子都会经历这一部分。

通常孩子表现在询问我是从哪里来的，为什么我的身体和别人的不一样，为什么我们要去不同的厕所等，就像你家孩子会问出来的一样。

对于这样的问题，父母大可以大方地回答，比方说，因为你是男孩子，男孩子的身体是怎样的，女孩子的身体又是怎样的，你们哪里会不一样，所以你要站着尿尿，而女孩子是坐着或者蹲着的。

有些时候我们甚至可以利用一些图画或是玩偶解释给孩子听。如果家长愿意说多一些，还可以深入说一下，男孩子通常的样子是怎样的，

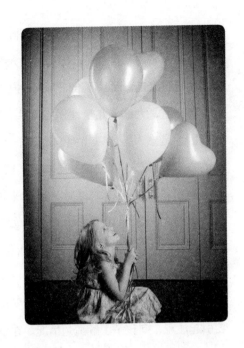

行为模式又是怎样的，女孩子的行为举止又是怎样的，可以借此机会，帮助孩子树立性别角色的观念。

　　作为家长，对于这类问题若越是闪躲，孩子就越是会觉得这是一件非常秘密的事情，或者这是一件羞耻的事情，这样的理解和认知对于孩子对性的认识会产生一定的误导，甚至有可能会造成孩子通过一些不恰当的途径来获取一些不正确的信息。

　　因此，对于性教育，建议当孩子主动提出时，家长们可以大方地和孩子讨论，进行解释。很多时候我们也会发现，一旦我们大方地告诉孩子，孩子可能听过之后也就算了，不会再纠缠这个问题。因为对于孩子来说，他本身对于性并不是很感兴趣，他只会觉得我的一个问题被解答了，至于是否可以完全理解和吸收，这又是另一回事，而且对他来说也并没有那么重要。

另外，在和孩子讨论男女身体不同的时候，同时也可以告诉他们哪些部位是私密的，是不可以随便给他人看的，而这些部位往往也是我们需要用衣服遮挡，而且不准任何人触摸的。

要知道，大部分儿童性侵犯案件，犯案者往往都是孩子身边的熟人。因为是熟人，所以当他们对孩子性侵之后，往往会用哄骗或者威胁的方式告诉孩子不准让父母知道，或者是让孩子产生如果说出去便会有羞耻甚至是恐惧的感觉，以此来掩盖事情的真相。而父母在进行性教育的时候，也要告诉孩子，如果有人触碰，或者要求他们向其展示这些私密的部分，一定不要害怕，一定要告诉父母，父母会保护他们。

当然，作为父母，如果当孩子向父母提及相关的事情，父母们一定要引起注意，向孩子了解清楚情况。在事情没弄清楚之前，不要随意地责怪，或者不信任孩子，这样的行为只会让孩子羞于告诉父母，而独自承受压力。

最后，在孩子看电视种类的问题上，不一定非要一刀切，成人类的就不准看，有暴力场面的不准看，看到有亲密的镜头，就把孩子的眼睛蒙起来，要求孩子不准看，而又缺乏对这样举动的合理解释，只是直接向孩子下达一个指示、呈现一个结果，但有些电视剧最好还是在家长的指引下进行观看。

性教育是作为父母对孩子成长中刻不容缓的职责，这并不是外婆、外公、爷爷、奶奶可以替代的工作。虽然是一个敏感的话题、一项艰难的工作，但相信我们的父母一定可以做好这方面的教育。（咨询师：邵偈颖）

性心理发展

精神分析学派心理学家把孩子从摇篮到儿童、少年期的性心理发展分为口欲期、肛欲期、阴茎崇拜期和性沉寂期（潜伏期）4个阶段。

1. 口欲期：婴儿的嘴唇和口腔是其强烈愉悦的部位，嘴唇的感觉极端敏锐，当其和母亲的乳头发生接触之际，婴儿会感觉极度愉快。现代医学通过各种仪器测试，可以看到胎儿在子宫内吸吮手指，婴儿在吸吮时表露的幸福感和满足感是很明显的。当孩子发现嘴能给他们带来愉快时，他就将手指和能拿到的东西等都往嘴里放，即使不能吃，也会给他们带来愉快的感觉。这种愉快感觉不应被剥夺。当然，值得注意的是孩子放进嘴里的东西一定要清洁、安全。

2. 肛欲期：孩子在一岁半左右便进入这一阶段。这一时期，身体的排泄活动成了孩子愉悦的主要方面。据观察，1岁左右的女孩在小便时经常自己发笑，也许是由于排尿引起阴道的快感所至，男孩子则更注意小便时的实际动作所造成的快感。这时父母就要耐心地、愉快地训练他们，粗鲁急躁的方法会使孩子感到他的身体和其他所有的功能都是可怕、可鄙的，以致对成人后的性欲也会认为罪恶，形成畸形的性压抑心理。这一时期的挫折，会导致固执强制和僵化的性格特征，在生活中表现为不整洁、无条理甚至破坏性。

3. 阴茎崇拜期：随着身体的发育，大约3岁以后，孩子会发现身体感觉最好受之处是生殖器官。幼儿期是人的一生中第二个激烈变化的时期，是幼儿好奇心旺盛期，是孩子试图独立的阶段，然而也是几乎总要受到父母压抑、禁止或惩罚的阶段，父母极端排斥的态度，会引起孩子更大的兴趣，可能使孩子从小养成对性器官的罪恶感。事实上，孩子这时比任何时候都需要我们的引导。家长要容忍和尊重孩子的性好奇心，不必羞于谈性器官的名称和解释有关性的问题，像讲其他器官一样以平和的态度告诉他身体各部位的名称，使他懂得这都是自己身体必不可少的有用部位。当孩子抚摸性器官时告诉他，手上有细菌，应像不吮手指、不揉眼睛那样不去抚摸它，再用讲故事、和他做游戏等方法转移孩子的注意力和兴趣，孩子对性器官的抚摸是会逐渐减少的。

要注意的是，在性教育中，没有必要把性知识全倒出来，不可以超越他们的发育阶段告诉他们太多的东西。

4. 性沉寂期(潜伏期)：孩子长到学龄期，随着他们社交和社会知识的扩展，儿童的兴趣向外扩展到对其他知识的兴趣上来。这时的孩子由于羞怯，往往不会主动提问那些担心被人指责和嘲笑的问题，然而他们的性好奇心是一定要设法满足的，父母的责任是多与孩子进行双向的信息交流和情感交流，适当地引导他们看一些知识性图书，因势利导地告诫孩子哪些行为是正确的，哪些行为是错误的。这是向青春期的过渡和准备。心平气和的态度既可以约束孩子的性实验，也不伤害孩子将来对性的认识与兴趣。

全职妈妈的困惑：要孩子还是要工作

我是两个孩子的年轻妈妈，一直想为自己找份工作，怕太久没有接触外界，会与社会脱节。

刚开始，婆婆也不同意，毕竟她也是一个年轻的奶奶，所以不愿把心思花在宝宝们身上，她还比较贪玩。这几天，她提出了让我去工作，只是一想起宝宝们犯错，她就会大声呵斥："我打死你，把你丢出去，不要你……"之类让我反感的话语，即便她只是拿来吓宝宝，只想让宝宝们安静些，但是我害怕会对他们的成长带来很大影响。怎么办，我是应该工作，还是选择在家照顾宝宝们呢？

感受到你的诉说中传递过来的两难和无力，相信这不仅是你的困境，也会是很多妈妈共同的困惑。社会大环境的压力，和女性自身的需求，让妈妈们的选择陷入艰难的沼泽。

如果去工作，育儿指南和舆论都告诉你孩子在0~3岁是多么需要母亲的陪伴，如果在家照顾宝宝，不接触外界，与社会脱节，又关系到自身的职业发展甚至婚姻关系。似乎无论如何选择，都无法全然安心。

所以，这也许是个无关乎选择，而是关乎焦虑的问题。焦虑的时候，我们常常以为作出选择就可以避免焦虑。实际的状况总是，选择并不能摆脱焦虑。如果选择在家照顾宝宝，适当地参加社会活动，处理好与婆婆在教育孩子上的矛盾；或者选择去工作，找到自己的自信与光彩，以更好的状态积极地陪伴孩子。是不是都可以呢？无论是哪种选择，妈妈如何面对压力、如何处理自身焦虑，都会潜移默化地被孩子吸收，这也许是更重要的影响。

在你的话语中，我也同样感到与婆婆的关系也是困扰你的问题。开始婆婆不同意你工作，这几天又提出让你去工作，是什么让她产生了这个变化呢？婆媳在教育孩子上的矛盾，常常是关系冲突最直接的显现。与婆婆之间的关系，也总是关联着和父母之间的关系中比较困难的部分。

做妈妈最不容易的地方，是开始学会面对自己内心更多的冲突。没有小孩以前，我们碰不到那些冲突，或者可以躲过那些冲突。然而为了亲爱的宝贝，每个妈妈都在努力做个好妈妈，不可避免加剧了那些无力的感受。好的一面是，面对这些压力和挑战，常常让妈妈和孩子以及家庭都有更好的成长。从这个意义上，我总是想向所有的母亲致敬。同时，也欢迎你加入 "林紫妈妈花园"微信学习群，与更多妈妈们一起交流探讨、彼此支持并获得专业指导，与孩子共同成长。（咨询师：程江）

养育焦虑

焦虑是人类在与环境作斗争及生存适应的过程中发展起来的基本人类情绪，并不意味着都是有临床意义的病理情绪，在应激面前适度的焦虑具有积极的意义，它可以充分地调动身体各脏器的技能，适度提高大脑的反应速度和警觉性。只有具备某些病理性特征，同时对正常的社会功能造成影响时，才成为病理性焦虑。近年来，在年轻父母身上普遍出现的养育焦虑，更多属于现实性焦虑——尚未发展到病态，但如果处理不好，则可能带来较大的心理困扰。

养育焦虑，与现实压力有关，同时也是父母需要更多学习和成长的信号。

妈妈的失落感

我家孩子2岁多了，我工作比较忙，每天早晨7点从家走，晚上7点才能回家，有时还免不了加班，每天都是姥姥哄儿子睡觉，所以儿子一点儿也不粘我，虽然从出生到现在晚上一直跟我睡，可是现在半夜如果醒来就嚷嚷着：我要姥姥不要妈妈！唉，搞得我现在有点失落，怎么能让孩子依赖我多一点？

作为妈妈，总希望自己能是孩子最亲密最依赖的人。能想象你在面对孩子的拒绝时那种失落的心情。同时，也深深觉得现代女性想要维持工作与家庭生活的平衡，是多么不容易。

0~3岁的孩子正在建立自己的安全依附。有一个稳定的安全依附关系，对孩子的一生来说都是很重要的事情。这个最早期依附关系的好坏与他以后的家庭关系、恋爱、婚姻质量都密切相关。而这个安全依附对象不一定非得是父母，很有可能是那个经常照顾他，与他互动最多的那个人。你的工作这么忙，早七晚七不在家，与孩子在一起的时间少之又少。从你的描述来看，很有可能姥姥已经成为孩子的安全依附对象，而这是隔代养育中常见的现象。

孩子在半夜嚷着要姥姥不要妈妈，有两种可能：

1. 孩子有可能做噩梦了，觉得害怕，想要回到他认为最安全、最能让他安下心来的那个关系中去。比如回到姥姥的怀抱。

2. 孩子可能在表达一些他对妈妈的情绪，是否最近发生了什么事情？或者孩子开始有意识，想要妈妈多陪伴，而妈妈陪伴的时间太少了，妈妈对自己的关注不如姥姥多？

下次再有类似的情况时，建议你：首先一定要允许孩子这样表达。其次，抱着他，或者摸摸背，用一些他喜欢的肢体接触，帮助孩子澄清自己的感受。为什么想去姥姥那呢？跟妈妈睡不好吗？要妈妈现在送你过去吗？如果是，建议尊重孩子现在的感受，让他暂时回到他认为最安全最想要的关系中。如果是对妈妈的愤怒，也更可以借此了解孩子的心情，以及对妈妈的期待。

孩子的心思往往是最细腻最敏感的。在面对孩子的需求表达时，如果一味压抑，要求孩子满足父母的需求，那么孩子内心就会产生强烈的心理冲突。（比如孩子其实很想去姥姥那，但妈妈说妈妈工作这么辛苦都是为了你，妈妈想和你在一块睡。）这样的孩子在长大后要去追寻自己的想法，过自己的人生时，很容易会产生内疚、背叛的感觉。

让孩子去倾听自己内心的声音吧，对谁更喜欢，在哪里觉得安全。而妈妈，不必用强硬的方式捆绑孩子，让他不情愿地表达对妈妈的爱。很简单，因为孩子是妈妈身上掉下来的肉，这种血肉相连的感情是骨子里的爱，这种关系是无论谁也无法取代的。而你要做的，可能就是尽量多地从百忙之中抽出时间多多陪伴这个小宝贝——趁着他还没到那个嫌你烦想要离你越远越好的叛逆期。关掉手机、电脑，远离可以打扰你们互动的吵闹世界，回归到最单纯的两颗心最本真的陪伴。这种高质量的母爱，会成为滋养你们关系最好的土壤。到那时，粘不粘，早不再是一

个问题。（咨询师：刘舶孜）

隔代养育

是指祖辈代替父母完成对孩子的照料与教育。造成隔代养育原因大致有以下几种：父母进城打工，无法照顾；单亲家庭，难以照顾；父母出国，不能照顾等。据老龄科研中心对中国城乡20083位老人的调查，照看孙辈的老人占了66.47%，隔代抚养孙辈的女性老人的比例在城乡更是分别高达71.95%和73.45%。

隔代养育，可以一定程度缓解年轻父母的焦虑和压力、帮助达成工作和生活平衡的目标，同时又给健康亲子关系的建立带来挑战，如何避免亲子关系疏离，是隔代养育状态下最需要关注的话题。

当家长介入孩子的纠纷

今天去幼儿园接孩子，一堆孩子在打闹，我家男孩力气大，把一个女孩打哭了。那个女孩妈妈让我家孩子两个选择，一是安慰她，二是说对不起。我连忙跟人家说对不起，我家孩子不肯低头，说"她也打我了"，确实也是，我看到他们打闹的。那个妈妈不依不饶，一定要我家孩子道歉，僵持了有五六分钟。后来，我对那女孩说"那你也打了他，你们互相说对不起，宝是男孩，你先说"，这样我家孩子说了对不起。

这中间的气氛很尴尬，拉着孩子走了后，想想很生气，实在咽不下这口气，回头又找回那个小朋友和她妈妈，我对那个女孩说"你也打了他，你也跟他说对不起"，那个妈妈说"我们家孩子从来不打人"……诸如此类的争执。

回到家，我泪流满面，一方面，孩子平时会动手，而且出手重，一直是我的焦虑，该讲的道理也讲了，也惩罚了，但是一兴奋起来就什么都不记得了；另一方面，平常碰到这种纠纷，我都不知道怎么处理，情商较差，作为妈妈又怕保护不好孩子。

平时是老人家接送，我接送的次数不多，已经跟其他家长吵过两次（上次是一个奶奶因为他家孩子摔倒了就打我家孩子，我明明看到我家孩子没推人）。我自己很懊恼，对自身的人际交往很失望，在我的字典里，非黑即白，要么压抑自己，要么爆发冲突。

对孩子非常呵护，不想他受委屈，也怕太溺爱他，对自己教育孩子没信心，怕自己做得不好给他带来影响。我总是不够自信，内心不够强大，今天这事，我觉得对方大人非常强势地逼着我家孩子，孩子未必那么敏感，但是大人感到压力，并且不能很好地沟通，直接就爆发出来。以后碰到这种因为孩子的纠纷大人掺和进来，该怎么办？

看了你的来信，感觉到你和那位女孩妈妈一样的护犊情深，双方都陷进了孩子们的游戏纠葛之中。由于那位女孩妈妈没有让自己的女儿道歉，还强词夺理，你为此咽不下这口气，委屈得泪流满面……

首先，我们先来分析一下，你咽不下这口气的原因就是"我和我家的孩子都委屈、吃亏了"。虽然你很清楚，自家男孩凭借力气大、会动手、出手重的优势，平时在小朋友发生冲突时是不会太吃亏的，但仍旧不能容忍自家孩子受到半点委屈。你这样保护孩子的思维方式，会让孩子感觉有靠山，更不易改掉自己的力气大、会动手、出手重的缺点。

我认为，家长对孩子的关爱绝不仅仅在于如何保护孩子，更重要的是对孩子人格、习惯的整体影响，孩子的脑子一直在记录、模仿、遵循父母的言行，他们是通过实际的模仿和合作才学会了人类世界所有的事情，孩子是家长生命的延续，在孩子的身上能折射出家长的影子。"问题儿童"往往是"问题父母"的产物，如果家长经常与人争斗，孩子必定也会用同样的方式与人争斗，一切都是教育的结果。

孩子们在游戏中有了纠葛，你让孩子首先道歉的做法是非常正确的，如果对方不讲理不道歉，那只能说明对方缺素养、没礼貌。但是你却为此生气流泪，那就等于在用对方的缺点惩罚自己，等于在为对方的缺点买单。

其实，在这个事件中，如果我们把重点放到对自己孩子的教育上，结果就会完全不一样。如果我是妈妈，我会这样对孩子说："孩子，你今天真棒！男孩子就是要这样敢作敢当，错了就勇敢地承认错误，向人家赔礼道歉，回去妈妈要奖励你。"这样孩子以后就会记得，自己今天的行为是正确的。也许，孩子会反问我："妈妈，那个女孩妈妈这么凶，耍赖不道歉，你说她们这样做对吗？"我优雅地笑着回答孩子说："那个女孩妈妈今天是不讲理，她不让孩子道歉的行为是不对的，但是只要我们今天我们做对就好，她们的缺点让她们自己去承担吧！做男孩子气量要大一点，要学会宽容，不能跟女孩去计较，孩子你说对吗？"这样孩子会从妈妈的语言行为中学到很多：首先，他得到了妈妈的肯定，巩固了自己勇于承认错误的好品德；其次，他分清了是非对错，知道了别人的缺点由别人承担的道理；再次，他从妈妈身上学会了纯真善良和宽容大度，知道了男孩礼让女孩的基本礼仪。

在孩子的眼里，父母无所不知，无所不能。父母的生活态度和言行举止，父母的心理和人格，就是孩子向这个社会学习的最好教材，也是孩子认识社会、认识人生的一扇窗户，积极乐观的人生态度自然对孩子产生积极的影响；反之，因为一点不顺心就情绪过激，耿耿于怀，这样的消极情绪会直接影响孩子的品德，孩子也可能会为妈妈的不快乐而再去与别人去计较。

父母在孩子的幼年给孩子奠定什么样的生命品质，将决定着这个孩子的一生是否美好和幸福。当父母不快乐时，孩子也会不快乐，如果父母始终保持冷静、镇定，那么孩子也就能逐渐学会在情绪强烈的时候控制自己。

孩子总有一天要自己面对所有的事，父母的态度要超脱，因为唯有父母自己先改变对人生的态度，才会改变孩子的态度，父母用光明、美好的眼光去看世界，进入孩子的眼中就是光明美好的东西；如果父母用怀疑、消极的眼光去看这个世界，进入孩子眼帘的就尽是肮脏、丑陋的东西，他的内心也必定是消极、灰暗的，他的生命中就不会有快乐、幸福可言。

"平常碰到这种纠纷不知道怎么处理，接送的次数不多，已经跟其他家长吵过两次，自己为此很懊恼，非黑即白，要么压抑自己，要么爆发冲突。不想孩子受委屈，又怕太溺爱他，对自己教育孩子没信心，怕自己做得不好给他带来影响。总是不够自信，内心不够强大，感到压力太大。"这说明，你自己首先需要作出思维调整，养成"凡事都往好处想"的好习惯，学会用积极的眼光去看待世界中的人和事，这样才有利于孩子形成积极、乐观、平和、开朗的性格。以后如果碰到因为孩子的纠纷，对方大人掺和进来的事，你的做法是尽可能不掺和、不生气，

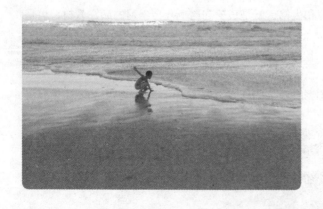

把重点放在教育自己的孩子上，这样就可以减少冲突，防止矛盾激化，同时也让孩子从中吸取教训，学到人际冲突解决技巧，化不利为有利。

（咨询师：梅兰）

幼儿人际冲突

人际冲突是幼儿阶段常见的现象。幼儿之间常常陷入一种相互抵制或对抗状态，如攻击、推搡、抢夺、争吵、威胁等。大人们通常片面地将冲突看作攻击行为或消极行为而不予接受。然而研究表明，冲突可能带来消极破坏性结果，影响幼儿本身及周围的人际环境；但更重要的是它能转化为幼儿心理发展的推进器。解决冲突时获得的经验对幼儿社会性发展起着相当重要的作用。处理人际冲突的能力也是检测幼儿社会化发展水平和适应能力的一个重要指标。

学者研究发现：

1. 冲突可以促进幼儿"去自我中心化"。儿童早期处于自我中心阶段，即只能从自己的角度看问题，冲突的产生与幼儿的自我中心化有关。在解决冲突的过程中，幼儿逐渐学会了不能仅从自己的角度和利益看问题，还要考虑同伴(对方)的需要。研究表明，年幼儿童在冲突中考虑更多的是"此时此地"和自己的需要，而年长儿童则着眼于将来，希望能与同伴建立良好的关系。因此，冲突的解决可以加速幼儿的"去自我中心化"，"去自我中心化"的出现是幼儿认知发展的重要转折。

2. 冲突可以使幼儿形成良好的同伴关系。研究表明，幼儿间的冲突大多是在没有成人干预的情况下自行解决的。可见，冲突不会损害幼儿的同伴关系，相反在频繁的冲突及其解决过程中，幼儿能不断加强彼此间的了解，明确对方的兴趣、爱好、立场和观点，还能逐步建立良好的同伴关系。

3. 冲突可以使幼儿获得必要的社会交往技能。实际上，冲突的产生缘自幼儿社会交往技能的缺乏。在解决冲突的过程中，幼儿逐步学会按照社会规范协调彼此之间的关系，努力说服别人。同时冲突的解决还涉及冲突双方的相互妥协、让步及分享与合作等，这既加深了他们对社会规范的认识，又提高了他们解决社会问题、协调人际关系的能力。解决冲突时获得的经验能极大地促进幼儿社会交往技能的提高。

4. 冲突能为幼儿语言表达能力的发展提供条件。幼儿的冲突既表现在肢体语言的对抗上，但更多地表现在口头语言的争执上。而解决冲突的最有效方式不是依靠强力的攻击行为，而是用言语协商。面临冲突情境时，幼儿如何运用协商对话的方式尽可能说服对方，维护自己的合理要求，这对语言表达能力提出了一定的要求。幼儿在不断冲突、争执及解决的过程中，进一步发展了他们合乎逻辑的思维能力和语言表达能力。

作为生活的一部分，冲突与幼儿的成长相伴随。冲突及解决冲突时获得的经验对幼儿心理发展具有非常重要的价值和意义。幼儿通过不断的学习和建构，形成了自己的应对策略。从强力维护到离开冲突情境，再到通过协商的方式解决冲突，反映了幼儿心理的成长历程。父母所要做的就是不断地提供支持和条件，让幼儿逐步形成适合自己的应对冲突的策略和方式。

从"生二胎"到"想离婚"发生了什么

现在二胎放开单独了，我符合条件，现在我有个女儿一岁四个月了，经济条件目前不是很好，我必须工作。奶奶家在外地，看了几个月孩子后就不来看了，弄得我们夫妻关系也有很大变化。

后来一直是姥姥看孩子，但姥姥身体不好只能雇保姆协助看孩子，中间也换过几次保姆。请问我们这样的家庭还适合要二胎吗？

再就是想一起请教下我们夫妻原来虽然也吵架，但感情基础还好，但自从有了孩子后经常吵架甚至打架，而且多次谈到离婚。虽然尽量避开孩子，还有时会在孩子睡觉后，但也有把孩子吵醒的时候，我想问这样的情况会对孩子有影响吗？我们到底该离婚吗？怎样对孩子更好呢？

看完你的信我觉得很诧异。二百字的信中有好几个问题，从最初的"我们这样的家庭还适合要二胎吗"一路问到"我们到底该离婚吗"，这是两个方向完全不同的问题，我似乎感觉到你的困惑和内心的拉扯。

先来说说要不要生二胎的事。

你说"二胎放开单独了，你也符合条件"，这似乎给你一个特权，你拥有一项你不曾拥有的权利，而且这个权利现在还有些人得不到，我们本能地希望占有它、使用它。

可是生孩子的愿望和欲望是两码事，分别属于意识和潜意识的范畴。有时候，我们特别强烈想要某样东西，但在我们根本不了解的内心深处，即潜意识里，也许是不接受甚至是排斥的。原有家庭中的成员经过一段时间的磨合和相处，已经形成了一个相对封闭的心理场，关系比较平衡。

家庭新成员的加入如同往平静的湖面扔了一粒石子，让原有的家庭成员产生防御，担心新成员的到来会给家庭带来变化、打破来之不易的平衡，并对变化感到不安。

这样的担心和不安，我在你的信中也感受到，你说经济条件不是很好，孩子没人带，保姆不稳定，因为孩子夫妻关系有变化等。在这种情况下，我感觉和生二胎的愿望比，你内心被激起的生存欲望占了上风。

而且，对于生二胎这件事我不知道你个人的需要是什么？除了刚刚提到的，它让你拥有特权，你还希望通过生二胎获得什么呢？一般来说，生孩子背后隐藏的需要是让生命得以延续、克服对死亡的焦虑、对衰老后没有安全感的弥补、女性身份的完整。

无论如何，生孩子，不管头胎还是二胎，都是一个关乎一生和家庭的决定，也被潜意识、家庭和社会环境所影响着。

再来说说要不要离婚的事。

你提到"自从有了孩子后经常吵架甚至打架，而且多次谈到离婚"，可以肯定的是这样的家庭氛围会对孩子产生影响，但目前重要的并不是这个问题，而是你们的夫妻关系。父母送给孩子最好的礼物不是天天陪伴，或是无条件地满足他的需求，而是父母相爱、关系和谐。

有人把伴侣关系比作银行，彼此都拥有足够美好的体验就像是往账户上存款。前期要不停地存款，以后才有利息，在争吵、产生误解时才有款可以提，不至于透支。

从家庭生命周期的观点来看，孩子降生这个阶段需要家庭系统作大量的改变：调整婚姻以便为孩子腾出空间、家庭成员共同参与到照顾孩子的任务中、重新定位每个家庭成员的角色。

这的确是一个需要大量"提款"的阶段，家庭成员的教养观念、行为模式、沟通方式、情感需要都会在这个阶段进行磨合和碰撞，让夫妻关系、亲子关系和婆媳关系等经受考验。

如果不明白家庭的问题是如何产生又是如何在家人的互动中得以维持下来的，草率地离婚其实并不明智。而且如果没有对问题的觉察和自身的成长，就算离婚进入新的婚姻关系中还是会出现老问题。

所以，无论是生二胎还是离婚，我想你都需要有更多的思考。（咨询师：李滢）

家庭生命周期

指的是一个家庭诞生、发展直至死亡的运动过程，它反映了家庭从形成到解体呈循环运动的变化规律。家庭随着家庭组织者的年龄增长而表现出明显的阶段性，并随着家庭组织者的寿命结束而消亡。家庭生命周期概念最初是美国人类学学者P·C·格里克于1947年首先提出来的，他还对一个家庭所经历的各个阶段作了划分。一个典型的家庭生命周期可以划分为以下6个阶段：形成、扩展、稳定、收缩、空巢与解体6个阶段。从时间的维度上来看，婚姻关系表现为动态发展的过程。在不同的发展阶段婚姻关系的特点和问题以及主要使命是不同的：

1. 婚姻预备阶段：也称为恋爱交往阶段。此阶段的主要任务是寻找合适的配偶，通过相识和交往，增进双方的了解，相互考察对方的品质、能力、个性、家庭背景，以确定能否作为自己的结婚对象。

2. 新婚成家阶段：指男女双方履行了结婚手续和仪式后，以夫妻名义开始共同生活到子女出生前的这个阶段。这个阶段夫妻角色形成，家庭成员要承担家庭的责任和义务，通过夫妻互动，建立起新的婚姻和家庭系统，并调整与原来的家庭、朋友和同伴的关系，规划未来的家庭生活。这个阶段的婚姻关系容易出现的一个问题是夫妻角色紊乱，仍旧保持婚前的生活习性，不能正常履行作为丈夫或妻子的义务。另一个问题是夫妻一方或双方与自己的父母兄弟姐妹的关系处理不当，过分依赖或亲近，而影响了夫妻关系的健康发展。

3. 生产子女阶段：妻子怀孕生了孩子，两人对偶关系变成了三角关系。这时夫妻面临婚姻关系的调整，给新的家庭成员留出空间，共同扮演起父母角色，并需要重新调整与原来家庭形成三代关系。这时期婚姻容易出现的问题有：夫妻双方在心理上或物质上准备不足，难以承担起哺育孩子的责任，或是妻子过分专注于孩子，忽视了丈夫的需要，或是丈夫忽视了对妻子的关心。

4. 子女成长阶段：养育和管教子女，为孩子的健康成长提供物质和精神的支持，这是这个时期夫妻双方的中心任务。随着孩子的长大，家庭会出现"亲子三角关系"，即由父亲、母亲和孩子三者之间可能产生的特殊情感与联盟关系，父亲或母亲一方出于对孩子的偏爱，无形中形成了"同盟"，被"冷落"的另一方难免产生不满情绪。这种情况在家庭中非常普遍。孩子长大后，亲子关系会逐渐发生变化，孩子需要独立自主，在心理上有脱离父母管教的倾向，这时候如何处理亲子问题又成为一个棘手问题。

5. 子女成家脱离阶段：子女长大成人，结婚成家后相继脱离父母，老夫妻重新回到了二人时代。这个阶段面临的问题有：夫妻如何适应子女脱离后的二人生活。对夫妻感情原本稳定的家庭，可通过夫妻一方对另一方的互助，度过这个困难时期。而对原本关系不良的夫妻，孩子的脱离成为婚姻问题重新爆发的导火线，过去因为碍于子女的成长而勉强凑合，现在孩子成家了，有的夫妻开始重新清算感情问题，甚至婚姻关系会随之解体。

6. 家庭空巢阶段：此时夫妻双方进入中老年，面临退休回家等问题。夫妻双方如何适应寂寞生活，如何打发闲暇时光，成为新的问题。如果夫妻双方有共同的兴趣和爱好，此阶段就成为夫妻共同享受人生乐趣的大好时光。反之，如果不能适应这种生活上的剧变，家庭矛盾、夫妻冲突的机会就会大增。

7. 婚姻晚景阶段：这个时期夫妻双方应尽可能地保持婚姻的功能与情趣，以家庭的中间一代为核心，并尽可能地支持和照顾上一代，开始回顾与诠释自己的一生，不可避免地面临配偶、亲友的丧亡问题，配偶丧亡后如何度过精神危机，这些都是无法回避的问题。

宝宝偷拿东西怎么办

> 我家孩子已经5岁了，我发现他现在有个毛病，自己喜欢的东西老是偷偷地放自己口袋里，我跟他说过好几次了，好一阵后又那样，我该怎么教育他呀，我很怕他养成这种习惯。

虽然短短几行字，但可以看出作为家长着急的心情，这种心情可能是很多家长在遇到孩子偷偷拿东西的状况下会出现的情绪，因为我们都希望孩子可以成为一个正直的人。

如何理解一个5岁的孩子出现所谓"偷拿东西"的现象呢？

儿童心理学家皮亚杰把自我中心作为3～6岁儿童心理发展的重要特征之一，认为此阶段儿童的思维是以自己为中心的。孩子在刚出生的时候是分不清自己和他人的，只有到了孩子能够叫自己的名字，特别是把自己称为"我"的时候，才标志着孩子已经把自己从外界环境中区分了出来，即"自我意识"产生了。

自我意识的产生是儿童心理发展中的一个重要里程碑。伴随着自我意识的产生，孩子最初的私有观念开始出现，比如说他们开始非常严格地看着自己的玩具、物品，不让别人动。这个年龄的孩子不但不让别人拿自己的东西，同时也想把别人的好东西据为己有，比如到别人家去玩，看到好玩的玩具就想带回家。

自我意识发展比较晚的孩子可能到了四五岁还没有建立物品归属的概念，所以看到喜欢的东西可能就想据为己有。正是因为他们正处于较低的心理发展水平，很多孩子还没有真正意义上的"偷"的概念，往往以自我为中心地看待事物，"我喜欢这个玩具就拿回去玩玩"，或常常将自己生活范围内的东西视为己有。孩子出现"偷窃"现象，不一定就是道德品质的问题，而可能是没有"物品归属"的意识。

因此，父母就要在生活中耐心地引导孩子，帮孩子建立物品归属的概念。比如，吃饭时让孩子一块分碗筷，告诉他"这是妈妈的，那是爸爸的，最小的是宝宝的。"类似这样的方式可以在生活中不断地教给孩子，帮助孩子形成意识。

你的孩子正处于这样的年龄段，因此我们可以考虑他是否是因为没有这方面的意识，如果是的话，可以在平时的生活中一点点地告诉他，哪些是自己的，哪些是别人的，如何对待自己和别人的东西。

如果他总是不断出现这样的行为，那么我们可能要考虑这些行为背后是否有其他的原因？首先不要指责批评他，在平时的生活中仔细观察孩子一般会拿什么样的东西，他在拿了东西后是怎么做的，并以此来判断这个行为满足了他什么样的需求？

通常，孩子出现偷拿东西的背后可能有这样的一些原因：

1. 可能为了引起关注；

2. 可能为了满足物质上的匮乏；

3. 可能这个偷拿的物品代表了一种情感需要，举个例子，一个孩子总是不断地偷烟，经过咨询后发现孩子的父亲常年抽烟，而且经常在外应酬，虽然很疼爱孩子，但陪伴孩子的时间少，孩子看到父亲好像很喜欢烟，为了满足对父亲的情感需要，孩子不断把家里的烟偷藏起来，在这里"偷烟"表达了对父亲的依恋；

4. 可能是一种发泄愤怒或焦虑情绪的行为；

5. 可能是为了寻求某种刺激；

无论是哪种原因，都需要家长仔细观察后，有针对地采取措施。

（咨询师：李雪梅）

自我意识

是对自己身心活动的觉察，即自己对自己的认识，具体包括认识自己的生理状况（如身高、体重、体态等）、心理特征（如兴趣、能力、气质、性格等）以及自己与他人的关系（如自己与周围人们相处的关系，自己在集体中的位置与作用等）。自我意识具有意识性、社会性、能动性、同一性等特点。自我意识的结构是从自我意识的三层次，即知、情、意三方面分析的，是由自我认知、自我体验和自我调节（或自我控制）三个子系统构成。自我意识的形成原理包括：正确的自我认知、客观的自我评价、积极的自我提升和关注自我成长。人生不同的发展阶段，其自我意识的形成各有特点。

人的个性的初步形成，是从学前期开始的。在学前儿童个性形成中，自我意识的发展起着重要的作用。

1. 从轻信成人的评价到自己独立的评价

学前初期儿童对自己或别人的评价往往只是成人评价的简单再现，而且，对成人的评价有一种不加考虑的轻信态度。例如，他们评价自己是（或不是）好孩子，是因为"老师说我是（或不是）好孩子"。到学前晚期，开始出现独立的评价，并对成人的评价持有批判的态度。如果成人对儿童的评价不客观、不正确，儿童往往会提出疑问，申辩，甚至表示反感。

2. 从对外部行为的评价到对内心品质的评价

学前初期儿童一般只能评价一些外部的行为表现，还不能评价内心状态和道德品质等。如"为什么说你是好孩子？"4岁儿童回答"我不打架"或"我不抢玩具"，而6岁的儿童则可以说到一些比较抽象、内在的品质特点，如"我听话，遵守纪律"或"我谦让，对小朋友友好。"

3. 从比较笼统的评价到比较细致的评价

学前初期儿童对自己的评价是比较简单、笼统的，往往只根据某一两个方面或局部进行自我评价，例如，"我会唱歌""我会画画"。学前晚期儿童的评价就比较细致、比较全面些。如"我会唱歌，也会跳舞，可是就是画画不好"。

在整个学前期，甚至学前晚期，儿童对自己评价的能力还是较差的，成人的态度对儿童的自我评价有着重大的影响。因此，成人对儿童的评价必须适当、客观、公正，任何过高、过低或其他不恰当的评价都是有害的。例如，如果成人对儿童说："你永远也学不会""你总是不会安静""你老是爱打人"等，儿童就会认为自己真的是毫无希望的人，变得没有信心。

宝宝爱抢东西怎么办

我是一个2岁女孩的妈妈，想咨询一个问题。孩子特别爱抢东西，抢不到就抓人，有时候是在自己家不管是不是她喜欢的只要别人拿了就要抢过来，有时候在别人家只要是想玩的也抢，好像全世界都是她的。我跟她讲不可以抢也不可以打人，对方会疼，但是没效果。我怕继续下去，她到了群体里会不适应被孤立。

在成年的世界里，打人、抢东西绝对是错误的、不好的行为。所以当女儿出现这样的行为，而且还"屡教不改"时，做家长的我们就会变得担心、紧张、不知所措，甚至还有一些焦虑。

要是照这样的趋势发展，孩子以后怎么办呀，上幼儿园后，会不会就没办法和小朋友们好好相处了呢？现在我们看到的时候还能及时给出一些指导和教育，要是在我们看不到的时候发生了这样的事，那该怎么办呢？

其实，孩子在不同时期都会出现一些在我们看来属于"攻击性"的行为，但它们所具有的含义是不一样的。

2岁的孩子，自我意识开始形成，他们可以把自我和他人进行区分，逐渐使用第一人称，慢慢开始形成你的、我的这样的概念。真正意义上的攻击性行为多半就从此阶段开始出现，而且经常会发生在争抢玩具或地盘的时候。

一部分原因也是因为孩子的自我概念刚刚开始形成，而且表达能力有限，可以运用的方法也不多，道德观念的发展还需要再教育和完善，所以，才会出现类似推撞、打、抢等攻击行为。这个时候，父母们需要心平气和地指出孩子们有失妥当的行为，耐心地对其进行示范，通过友好的方式，同样可以帮助孩子发展和度过自我意识的形成阶段。

需要注意的是，孩子在30个月之后，攻击性行为往往会由肢体转化成为语言。而相较于年龄更小的孩子，这个阶段的小孩会对他人，尤其是其他小朋友产生更多的兴趣，也慢慢地开始发展出社会性。在与同辈们玩耍和接触的过程中，发生争执和冲突是难免的。他们除了会发生一些身体上的拉扯外，很多时候也会开始进行一些语言上的攻击。例如，他们会对其他的小伙伴说"你是个笨蛋"。

父母可以对孩子们的语言进行指导，陪伴并且鼓励他们与其他小朋友进行健康的交往，不要因为偶尔的行为问题，而使孩子在社交上产生退缩。（咨询师：邵翾颖）

攻击性

是指具有对他人有意挑衅、侵犯或对事物有意损毁、破坏等心理倾向和行为的人格特征。从心理学角度来看，幼儿的攻击性行为有可能是：

1. 与周围的人或物交互作用的过程获得的，其中他在这一过程中所获得的经验起着至关重要的作用。比如，一个幼儿攻击另一个幼儿，抢他的东西，被欺负者哭着躲开，攻击者得到了自己想要的东西，下一次就会对同一孩子或别的孩子采用攻击性行为来达到自己的目的。

2. 幼儿在遭受挫折后宣泄精神压力和紧张情绪的一种方式。人们受到挫折后，除非允许他们宣泄自己的攻击性，否则攻击性的能量将受到抑制而产生压力，由于这种能量要寻找一条输出通道，因而便产生暴力行为，或者以精神疾病的状态显现出来。比如，经常被班里的老师和同伴忽视的幼儿，为了引起老师和同伴对他的关注，有一天他可能会突然爆发出极强的攻击性行为——这是幼儿被关注的心理追求受挫的结果。又如，一个体质虚弱的男孩，为了一展自己的能耐，也可能会突然暴发攻击性行为，如愚弄和欺凌比他更弱小的同伴或动物——这是幼儿追求自我价值感受挫折后的一种反应。

3. 模仿学习的结果。如果幼儿从影视片、文学作品、同伴、成人中看到或听到了攻击性行为的榜样，就容易学习和模仿。

了解了孩子"攻击性"行为背后的真实原因，父母和老师才可以有效地帮助孩子减少此类行为，提升孩子的社会交往和适应能力。

第二篇

花雨季，心成长

　　青春是一个美丽的季节，恣意绽放着绚丽色彩的同时，也会有各种隐秘的心事，也有各种青春期的烦恼，有不愿意和爸爸妈妈分享的秘密：隔壁班的男孩子打篮球真酷，看到他好紧张，今天收到了一张没有署名的小纸条，TA会是谁呢？最近学习压力好大，成绩好像下滑了，老师要找我谈话……在花雨季，孩子和父母同时面临的人生重大考验季，让心理老师为你打把心伞、细细梳理。

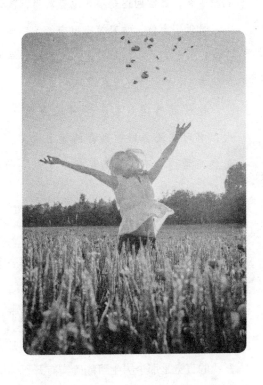

一边是学习，一边是他

我今年读初三，最近挺喜欢班里一个男生，他之前跟我表白，但是好像是开玩笑的，又好像是认真的。

一次上课的时候，我传纸条跟他说话，他问我是不是喜欢他，我没否认，然后问他是不是也喜欢我，他始终没有回答。

最近因为他，学习效率也变低了，唉，感觉上课40分钟抓不住了，而且学习也进入最难点了，班里竞争都很激烈，我是名列前茅的优秀生，现在怎么办？

我最近感觉到初三学习压力很大，而且心情起伏也比较大，有时候还会影响到我的学习效率。作业每天都挺多的，但是我还是控制不住自己一边玩电脑一边抄答案。看见别人都在进步，心里真的很难受。

看起来你被几个问题所困扰，我们得一个一个说，看看能不能帮你理清思路。

首先是你和那个男孩子之间的交流出了些问题，没有得到及时回复的你，情绪受到了影响。事情过了一段时间了，不知道你现在好些了吗？我的直觉是那个男生可能确实有开玩笑的成分，从他没有回复你来看，他似乎不想卷入。

　　你问他，他却不回答，你没有得到答案——哪怕是否定的答案，在心理学上可以看作一个小小的未完成事件。事情未完成本身会令人心理上不适，猜想和期待又会令人迷惑而烦躁，而他的不回答对你来说或许也是一个小小的打击，所有这些令你情绪起伏。

　　不过要知道，这段小插曲要快点让它过去呢，不回答就权且看作你俩之间暂且不必再交流，正好安心学习。你的很多同学都和你状况类似呢，就是带着这种小情绪上课写作业，与同学交流，还要保持效率，还要愉快……不必纠结，不必非要一个确定的答案，不必你喜欢他就要他也喜欢你。事情就是这样，人们大多是带着各自小小的失望和遗憾继续生活的。

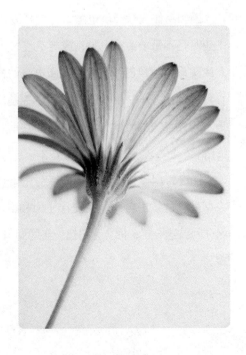

第二个是你的学习状况，作为好学生你一定有自己的智慧和方法，知道怎样控制时间，怎样提升效率，或许情绪不稳定才是令你学习状态下滑的主要原因。安抚情绪确实是一个不同于学习知识的领域，聪明如你，有时却拿自己的"不高兴"没办法。

这里我介绍几个小方法，你试试看有没有用。身为初三学生，学习压力大是正常的，你可以想想："又不是我一个人压力这么大，初三嘛，大家都很辛苦，别人能挺住，我当然也能！"

当你心情不好时，不妨先做几个深呼吸，对自己说："从现在开始，放下一切，安心学习！"再做几个深呼吸，感觉到身体确实比较放松了，再开始写作业，这叫积极的自我暗示和身体放松。或者在写作业之前，先散会儿步，听会儿音乐，做这些的目的都是让身体放松，转换下心情。

说到写作业时会玩电脑，然后抄答案，这个养成习惯可不好，写作业时是不是要关掉电脑，或者在没有电脑的房间里写作业，邀请好友或父母监督自己，把需要查阅电脑的作业集中在一起完成，然后安心写其他作业……这些方法或许你都是懂的，要有条不紊地去做！这是考验你意志的时候，能不能保持在前几名，就是取决于你的意志和情绪。

初三，据过来人讲，是个特别充实且浪漫的时节，投入其中，既去享受它的缤纷色彩，又要在压力和得失之间保持清醒和坚强，最后当你回首这一年，你会为自己一年的勤奋和成就感到自豪！（咨询师：庞美云）

未完成事件

　　来源于20世纪初诞生于德国的完形心理学（也称格式塔心理学），这个学派衍生的格式塔疗法强调此时此刻，强调充分学习、认识、感受现在这一刻，如果个人成长和生活经历中有一些未能完成或悬而未决的事件，关于这些事件的情感体验就不能充分完成，于是会在潜意识中徘徊，并在不知不觉中被带入现实生活里，从而妨碍到生活、学习或工作。未完成事件会给人造成困扰，让人无法专注于当下，时时刻刻为能量或抗争、感性与理性而纠结。

室友为什么孤立我

开学初寝室相处融洽，可就在一次兼职体验生活后整个气氛都变了。那次兼职她们自己放弃了，所以我一个人去了，她们开始慢慢孤立我。曾经最好的闺蜜不知怎么就不太和我说话了，但有时还是能玩到一起去。

我试着去道歉，去沟通，还控制不住情绪在她们面前哭，可是她们似乎不领情，反而更反感，我觉得心都冷了。现在寝室里她们三个不知怎么就有种联合一起的感觉。我不明白我究竟哪错了，又没做什么伤害她们的事，有时真的很郁闷。

从你的字里行间，我感受到了你的无助、委屈和愤怒。这里我想你需要先处理自己的情绪，再者也要看看在这一系列事件中你们彼此的关系。

为什么要先处理这些情绪？

这就是你说到的沟通问题。因为带着这些情绪去沟通，往往很难有效果。就像你说的，"你控制不住情绪，在她们面前哭，她们似乎不领情，反而更反感"……反之，如果你能心情平静稳定，就会比较有力量，面对她们时就能搞清楚，自己"到底错在哪里""为什么她们不理你？"

我不太鼓励抱怨，所以，我们还是试试从自己这边多作些了解？

如果在这个事件中，我们不去评判对错，而是换一个角度去看你们彼此的关系，看看能不能带来一些新的想法和感受。尝试着用平常心去和她们相处，既不需觉得自己做错而道歉也不要多去假设她们是否想些什么。

可是当你感觉自己"被孤立"，这些情绪又是从哪里来？因为你被"被孤立"，她们渐渐远离你的行为，你将它理解为"孤立"。

当你有这样的感觉时，你会找到越来越多"被孤立"的证据，不断证实自己心头的想法，然后"被孤立"的感受也就越来越强烈，直到你说的"发冷"，情绪也越来越多。这是一个循环，我们的大脑和心智就是这么工作的。

再就是你是否想过你为兼职一事道歉和伤心会让她们觉得你把此事看得太小题大做，她们也不知如何应对，只好和你走得远一点。还有，对她们不同的做法有所反应，有没有可能她们以前也话不是特别多呢，只是你没有注意呢？

人和人之间其实还是很好沟通的，而且你一直反思并努力和室友沟通，我也相信你是个能够换位思考和善解人意的女生。即便是你的室友真的是在孤立你，无法沟通，你也不用太过烦恼，你已经尽力了，而且也要给她们一些时间让她们消化自己的情绪。

大学生活中的人际交往不仅仅是寝室中，尝试走出寝室你会找到更多和你志趣相投的伙伴，相信你会很快走出这件事，并使它成为自己成长的助力，使自己更有力量！（咨询师：林臻）

心智模式

是指深植心中关于我们自己、别人、组织及周围世界每个层面的假设、形象和故事。心智模式深受习惯思维、定势思维和已有知识的局限，如果根深蒂固于心中，就会影响我们客观地了解这个世界。

其实，"心智模式"是一种思维定势，即我们认识事物的方法和习惯。当我们的心智模式与认知事物发展的情况相符，就能有效地指导行动；反之，当我们的心智模式与认知事物发展的情况不相符，就可能使自己陷入自制的烦恼中无法自拔，甚至扭曲和改变事实发展的本来路径。

我和室友苦恼又纠缠的关系

　　我很讨厌我们寝室的一个女生A，她家确实有些钱，她就总觉得自己家跟亿万富翁似的，平常学校里有什么贵一点儿的吃的，我要是去吃她就说我傻，完后自己还去买着吃，吃的时候能吃半天，生怕别人看不到，趾高气扬的样子真是让我讨厌透了。

　　更无聊的是平常我买什么她都要说几句，她吃得比别人便宜的时候什么也不说，但是吃得比我们贵的时候就又来炫耀。无奈的是我们寝室我们三个人还得天天在一起，即便我有再多的不满也都还得笑着过去，而且她说话还总是跟人要心计，天天我还得想着怎么去应付她，我都快累死了，单单纯纯地生活不好么。

　　平常学习也是，她不爱学习，我要是去上自习了，她说的话就酸溜溜的，弄得我每次去自习还得问问她要不要一起去。我这么厌恶她，以至于我看见她在QQ群里里说的话我就烦，不管她是不是真的在显摆，我都觉得烦。

　　她说什么我都想反驳，这样真是不利于我们之间的关系，而且我也试着想把它往好了想，但是真心做不到。我要怎样才能心情愉快地跟她继续相处下去，不是没想过自己一个人生活，但是在大学班级里，独处的人会被人视为性格孤僻，麻烦心理医生帮我摆正一下心态。

很高兴在信的最后看到你说"麻烦心理医师帮我摆正一下心态"，而不是说"麻烦心理医师教我如何不让A在我面前显摆和烦我"。这两者有很大区别，前者认为自己的烦恼和困惑源于自身的"问题"，而后者则认为自己一切的烦恼和困惑都是由别人带来的。正是因为当你面对困难时，愿意向内寻找答案，我此刻的回复才有意义。

那么，让自己烦恼的自身"问题"是什么呢？

你提到你的室友给你带来的种种不快，让我非常诧异的是你在信的一开篇就指名道姓地把她说了出来。这让我猜测当你在写这篇求助信并发送之前，从来都没有意识到你的室友也有可能会看到这篇发布出来的微信。我又进一步猜测，当你沉浸在某种强烈的情绪中并宣泄出来时，很难考虑别人的感受和当时的情景是否适合。这是第一点。

第二点，你不了解自己的关系模式。你说"平常学校里有什么贵一点儿的吃的，我要是去吃她就说我傻，完后自己还去买着吃，吃的时候能吃半天，生怕别人看不到"，"更无聊的是平常我买什么她都要说几句，她吃的比别人便宜的时候什么也不说，但是吃得比我们贵的时候就又来炫耀"，"现在这么厌恶她，以至于我看见她在QQ群里里说的话我就烦"，"她说什么我都想反驳"。

如果现实真如你所说，我看到的是室友在不断地"勾搭"你，你也在不断地"勾搭"她。你一边心烦、厌恶，不想和她在一起，一边在意她、关注她、迎合她、讨好她、贬低她。这真是一段纠缠而又紧密的关系啊，正如你说"每次去自习还得问问她要不要一起去"，而你还不断地在为管她找理由："无奈的是我们寝室三个人还得天天在一起"，"在大学班级，独处的人会被人视为性格孤僻"。

我很好奇，除了这个室友你是否也与其他人有过这样纠缠的关系，在你的原生家庭里你和谁的关系也是这样？如果不清楚这一点，你会不断地重复原有的关系模式，让自己陷入厌烦而又无法自拔的境地。

所以，我们的烦恼到底来自哪里？来自内心的需求没有得到满足、来自内心的感受一再被忽略、来自我们重复着早年和父母的关系模式却不自知。当烦恼来时，只有向内看才会有答案，改变才有可能发生，外界的人或事都是触发我们内心需要、感受和关系模式的刺激点而已。

（咨询师：李滢）

关系模式

新精神分析流派、现代客体关系心理学认为，每个人都有一个内在的关系模式，这个关系模式决定了我们与其他人、与社会、与世界乃至与自己的相处方式。这个内在的关系模式，犹如"内在父母"和"内在小孩"的关系，通常在6岁前基本建立。"内在小孩"，是指孩子自己一方的角色的内化，而"内在父母"，则是父母一方的角色的内化，内在的关系模式，基本也是童年时孩子与父母等重要亲人的现实关系的内化。这些内化的模式，往往潜移默化地影响着成年后一个人与他人交往和相处的方式。所以，假如长大后发现自己总是频繁遇到相似的人际困境，不妨"顺藤摸瓜"，对自我进行深入的觉察，了解许多看似别人制造的问题其实很有可能都是自己内心的投射而已。同样，要改善自己与外界的关系，首先要从自己内在的关系模式改善，从促进"内在小孩"与"内在父母"握手言和开始。

我究竟是抑郁还是矫情

我是一名大三的女生。我最近觉得自己有抑郁倾向，总是觉得自己很孤单，又不想说话，觉得她们不会理解自己，对什么事情也提不起兴趣来，持续三两天了。我去年也有一段时间，觉得自己需要心理咨询，但是后来跟室友谈了谈就觉得好多了，所以没有咨询。

我有很长的一段时间都思考死这件事情，但又怕家人伤心，而且觉得自己将来也还有好多事情需要去做，就只是想想，想过怎么死比较美啊这样的问题。很长一段时间，都觉得自己很孤独无助，觉得自己跟室友交流，要么她们可能会不理解，要么就会厌烦，我特怕她们烦我，虽然她们最多也只是开玩笑。

我也不想想这么多事情，觉得很矫情，可是孤单的感觉又确实存在，男朋友也不想谈，觉得自己不是那种空虚寂寞。我从小是性格很开朗、很爱笑爱说爱闹的女生，越长大发现自己有点神经敏感，过于细腻。我有一个非常要好的高中同学，虽然她会不厌其烦地听我跟她讲，但毕竟我们离得很远，只能用电话。但就是说过以后，回到生活里，我还是会觉得孤单，这样的感觉很强烈。

我现在最想找到合适的方法，让自己走出这种孤单的感觉，至少不要想那么多事情了。我平时关注心理也比较多，所以我希望得到行之有效的方法，真的很需要。我不想这样发展下去真的变成抑郁症，那样一定很痛苦。

　　感谢你的来信，非常好的是，你能够觉察到自己内心的变化，并及时寻求帮助。

　　孤独绝望的感觉，可能在我们每个人的生命里，都或多或少地存在过。我们每个人都渴望自己能够得到别人真正意义上的理解，渴望能够和别人建立起一种更深的情感连接。而在现实的生活里，可能每天能够和我们"说话"的人很多，而"交心"的人却很少很少。

　　我们活在两个世界里，外在的世界和内在的世界。通常，较多关注外部世界的人，被我们称为外向型的人，而较多关注内部世界的人，则被称为内向型的人。内向型的人，更为细腻、敏感、深刻，更多关注自己的内部感受和需求，既渴望被关注和理解，又害怕被拒绝和误解。因而，不太敢把自己内心最真实的想法和情感真正向别人敞开，也就一直住在了自己孤独的城堡里。长此以往，也就越来越深陷其中了。

　　鉴于关系的问题需要到关系里去解决，而人际关系的成长小组不啻为一种与同样对内心世界感兴趣的"同类们"交流、学习、陪伴、支持并促使自己内心成长的有效途径。如果有机会，可以在当地寻找类似的小组，相信对你会有很大的帮助。

　　另外，你在信中也提到，你有一个非常要好的高中同学。虽然你们身处异地，也许无法每天进行交流，但保持定期的电话沟通，至少对于你来说，是一个稳定的支持。至于你的室友，也许她们真的不理解你，但也许是你担心她们拒绝而把自己藏起来，并没有机会去让她们了解真实的你，所以也不妨冒些风险、作些尝试，看看就算是最糟糕的结果出现了，你是不是能够承受。

　　至于在日常生活里，建议可以多做一些"向外"的活动。因为要知道，有时候过度的内省，反而会让自己钻到牛角尖里面去。很多时候，感觉仅仅只是一种感觉，而不是事实。也许我们需要去接纳孤独感就是生命的一部分和某种存在方式，我们带着这个居住在身体里的"小精灵"，多去看看外面的世界，为所当为，去做我们该做的事情，然后就会发现，随着体验的改变，也许内心也会发生改变。

如果这种强烈的孤独甚至绝望感一直将你包围，无从消散，也可以考虑拨打公益的热线咨询电话，或者去寻求专业的心理咨询师的帮助。（咨询师：王晓艳）

内倾型性格

即通常所说的内向型性格。内倾型性格是瑞士心理学家荣格根据人的心理能量是指向客观外部世界还是指向主观内部世界而划分的两种性格类型之一。这种性格的人，心理活动倾向于内部世界，他们珍视自己的内心情感体验，对内部心理活动的体验深刻而持久，他们不愿在大庭广众面前出头露面、言语少、害羞，也容易怯场。同时，内倾性格的人行为拘谨，容易给人以犹豫、迟疑甚至困惑的印象。典型内倾性格的人表现得安静、退居、自省，喜欢阅读，而不喜欢与人交往，除少数朋友外，与别人保持距离，不易激动，处世谨慎，喜欢整齐有序的生活方式等。不过，在现实生活中典型内倾性格的人是很少的。内倾与个人智力水平的高低无关，而与其职业选择有关，他们较适应学术性的工作或从事有精细要求的工作。内倾型和外倾型性格各有优势，也都有各自可以成长和相互学习的地方，无论哪种性格类型都不必自卑或担忧，有意识地做一些个人成长练习，对于社会适应能力的提升和自我实现的路径开辟极为有益。

如何面对妈妈的感情史

我的困惑也不知道能跟谁说，我今年19岁，还有一个10岁的弟弟，我自认为我们一家四口很幸福，可妈妈却告诉我她喜欢一个30岁左右的男的，而且有很长一段时间她都为他苦恼、哭泣，因为那男的不喜欢妈妈，在我十三四岁时妈妈也有过这种事，后来那男的走了，现在又出现这种事，我不知道怎么办。

我害怕会影响我们原本的家庭，妈妈今年41岁了，我问她说为什么会这样，她说她喜欢年轻的、长得帅的男人，她只跟我一个人说了，她说她实在不知跟谁说，她把我当女儿，也当朋友。我不知道怎么办。

她不知道对我的伤害有多大，也许是因为我装得太坚强，太无所谓了。其实说真的爸爸这几年对妈妈也越来越好，她为什么还这样，我想不明白，也不理解，妈妈说是她自己的原因，她说她这个心结还是打不开。什么心结？我根本就不知道，心结？是她为什么总喜欢别的年轻、帅的男人吗？我应该怎么做才能帮到妈妈，帮到这个家即可。

文字间感觉到你的焦急与无措。发生这样的事的确让人很难受：原以为和美的家庭表象被妈妈的诉说打破，带来挫败与难过，要假装坚强照顾妈妈的情绪，心里又有对妈妈的愤怒与失望，失去了对妈妈的信任，要费心帮妈妈隐瞒以保护家庭完整，想做些什么但事情完全超出了自己的能力范畴，对可能面临家庭解体感到害怕，要为妈妈的秘密保密，但出于对爸爸的忠诚而产生内疚甚至罪恶感，要保护还小的弟弟不受影响……

所有这一切要小心处理、坚强应对，而在你这个年龄不管是学业还是人际等本来也有不少的压力，要处理这么多内在发生的事情，坚持到现在大脑还没当机，已经非常不容易了！

希望你首先知道：这件事的发生不是你的错，你不需要为此承担责任，也不需要你来努力去改变这个情况。

父亲、母亲、孩子，构成了家庭中的基本三角关系，夫妻关系是最先出现的，是核心关系。当有了孩子后，才有了亲子关系。父亲、母亲是家庭的引领者，他们两人必须为他们的夫妻关系负责任，为他们的婚姻负责任，而不是由孩子来做这些。

而实际在生活中，的确有些做父母的把这些责任放在了孩子身上：他们或者将对配偶的不满对孩子宣泄，或者将对配偶的失望转为对孩子的期待，或者将重心完全放在孩子身上而忽略了配偶，或者将孩子当作自己的贴心人事无巨细地诉说……

中国家庭中这些情况的确比较常见。对绝大多数父母来说，他们都不知道孩子因此而承担了怎样的压力与痛苦，他们也并不是有意将这些压力或痛苦带给孩子的，那只是他们处理压力的常见反应。他们并不清楚这样做的后果，家庭中失去了序位与边界，往往在家庭中导致了夫妻关系的疏离或冲突、亲子关系中一边疏离另一边缠结不清，家庭成员身陷其中，往往容易出现各种各样的问题，如冲突、焦虑与抑郁情绪、冷战、外遇、家暴、孩子的学业困难甚至一些症状等。

再回到你这儿来。你的父母的夫妻关系问题要由他们自己来面对与处理。不知道你妈妈受什么心结的影响，让她一再在婚姻关系外寻找年轻男性，这是她要去面对的功课。她可以去寻求心理咨询来帮助她处理这个影响，让自己有机会建立良好的婚姻关系；如果的确不能和你父亲建立好的婚姻关系，她也可以去创建"一份好的离婚"，让她和你父亲都有机会寻找自己的幸福。

你19岁了，已经是法律上成年的年龄。首先，你愿意从现在起先学习"界限"这个词吗？妈妈不太了解这个词，现在你知道了，你如何在与妈妈的关系中建立自己的边界，让自己不再被卷入到父母的关系中与母亲的情感纠缠中？

其次，你愿意去倾听自己内在的声音，让自己有机会去发现自己内在的需要吗？比如在这件事中，在所有的情绪背后，你的内心深处是否体验到需要安全感、被尊重、被理解、被接纳呢？

再次，你愿意学习如何照顾好自己、照顾好自己的需要吗？也许在父母处理他们关系的过程中，你会继续受到冲击与影响；当外界不一定能带给你安全、尊重、理解与接纳时，你愿意学习创造自己的安全感、尊重、理解与接纳自己吗？

如果在心有余力的情况下，能带给弟弟一些情感上的支持与理解，就已经非常好了。

把父母的责任还给父母，19岁的你当前最大的任务，就是发展自己，让自己学习成为一个成年人，能为自己承担责任的独立个体，学习为自己的行为、情绪、观点、期待以至渴望负责任。也许这件事情就是

一个促进你成长的契机，要不要把握这个契机，选择在你。（咨询师：何丽华）

自我界限

是指在人际关系中，个体清楚地知道自己和他人的责任和权利范围，既保护自己的个人空间不受侵犯，也不侵犯他人的个人空间。从心理发展来看，自我界限是逐渐形成的。胎儿在母亲体内，他感觉到他和母亲是一体的，母亲就是他，他就是母亲的一部分。出生以后，虽然在肉体上与母亲已经分开，但在心理上仍然是连在一起。而成长的过程，也就是一个人与母亲在心理上逐渐分离的过程。分得越开，也就意味着成长得越好。反之，则会出现自我与母亲之间的界限不清，继而投射到所有的关系中。这样的人，往往会过度依赖他人并期待他人的了解，所以会在他人面前过度展露自己的内心世界，并希望他人代替自己作出决定。与此同时，也会过度侵入别人的内心世界，渴望与人融为一体，希望被依赖、代替别人作决定，等等。

家庭中健康的人我界限非常重要。有着良好界限的家庭，既不失亲密和支持，又彼此尊重各自的独立需要，允许每个人成为他们自己，同时不会因为过度担责而陷入绝望与混乱之中。

我要去外地上学，又怕妈妈外遇

我担心妈妈有外遇怎么办？妈妈总是发短信，有时候很晚才回家。我看见过短信的内容，很暧昧，我想保护这个家，不想让爸爸知道，但是爸爸不可能一点也没察觉。我真的很不放心，我要去外地上学了，以后绝大部分都是妈妈自己在家了，她干什么我更不知道了。

自从我四五岁的时候吧，我爸爸就在外地了，回家的时间远远不如离家的时间，我很早就发现妈妈和别的人暧昧。还有一次，在我高一的时候，我突然回家，就看到了他在我家不知道和我妈在干什么，我很生气地把他连打带踢地骂了出去，后来我再也没见过他。

但现在我知道妈妈还和他联系。我和妈妈谈过，妈妈说看她这么辛苦地照顾这个家，她怎么会让这个家垮掉呢？她说完之后，我挺放心的，但是放假回家之后又会发现她与别人联系密切，但我不知道是不是同一个人，我想知道我该怎么做才能使妈妈不再和别的人联系那么密切。

与其说你的担心是对妈妈的担心，担心她有外遇，倒不如说是对这个家的担心，担心这个家的命运。这个家目前受到了威胁，你想要保护它。你很努力，但同时又似乎有一些无力，不知从何下手。自己真的碰到"那个叔叔"，一定会把他赶走；妈妈那边，也一再地给了你保证。似乎能做的都做了，但还是觉得不够，不安心。

不知你是否想过，要怎样你才会放下心来，去走你的路？你要看到什么，听到什么，感觉到什么，才能让自己对妈妈放心，对这个家放心？

家通常是由三个核心角色组成的——父亲、母亲，还有孩子。从你的字里行间，能清晰地感觉到你和妈妈两个人的存在，但提到"爸爸"时，只有"在外地"这一个印象。他的表情、感受都很模糊。感觉在这个事件中，爸爸是缺席的。你提到从四五岁起直到现在，爸爸一直是在外地工作。十几年的时间长期分隔两地，不知父亲这个角色在你的生命中是怎样的一个存在？想到父亲，你会想到什么？会有什么样的感受？你对父亲了解吗？你对父母之间的感情了解吗？你有了解过父亲对这个家庭是怎样看待的吗？抛开妈妈外遇这件事不谈，他对分开的这十几年是怎样看的呢？对这个家以后又有怎样的想法和规划呢？——爸爸走得太久了，是时候让他"回归"了，回归到父亲的角色，能与之建立心灵层面联结的位置，而不只是一个"符号"。解决这个问题的第一步，是有勇气跟爸爸好好谈一谈？告诉他无论你多爱他和妈妈、多爱这个家，你也替代不了他。

夫妻某一方可能有外遇，这本是夫妻之间的关系问题，应由夫妻双方来面对并解决这个问题。当双方感情有变化时，两人都不面对、不作为，这个家庭系统中最为敏感的孩子往往就会跳出来，承担一些本不该他承担、他也承担不了的责任。这样的孩子会很辛苦，也无法坦然把精力投向外界，去走他自己的路，开拓自己的人生。同时夫妻某一方长期在家庭生活中缺席，家庭成员间缺少联结，对孩子以后建立自己的家庭也会有一定的影响。做心理咨询，亲子关系问题其实很多时候就是在咨询师的帮助下，让原生家庭中父亲、母亲、孩子都"出现"（心灵层面的看到），并且回归到各自的位置，疏通彼此爱恨情仇的情结，然后承担起各自的责任。

值得一提的是，父亲母亲处理他们自己的问题，同时父亲和孩子、母亲和孩子之间心灵的联结都很紧密，那么即使父母不在一起了，孩子仍然可以在爱中健康成长。轻松地迈向自己的人生，同时，也会对爱拥有更开阔的理解和体验。（咨询师：刘舶孜）

家庭系统

是家庭治疗理论中的重要概念。家庭是一个系统，家庭成员交互作用时所产生的有形和无形规则构成了比较稳定的家庭结构，成员间形成特定的交往模式。家庭互动的模式，可以代代相传，并影响成员的身心健康。而家庭健康与否，建立在家庭的向心力及个别家庭成员是否被尊重的平衡点上。家庭系统越有弹性（可塑性），就越能协助家庭有良好功能。个人的问题，经常与其家庭的互动模式和家庭价值观有关，同时家庭系统中任何一个人的变化都可能引起整个系统和其他成员的变化。同样，系统中任何一个人的问题，都可能是整个系统问题的反映。

"丑小鸭"的迷茫青春

　　我不善交际、内向自闭怎么办？我仔细说一下我的情况吧，我本来在一个小县城读书，后来去市里念高中，非常不适应，和别人没有共同语言和话题，什么都不懂，因为胆小还老被欺负，就变得自我封闭，很内向。后来总是沉浸在一个人的世界里，朋友很少。

　　现在我大一开学了，很害怕这种生活继续下去，很急切地渴望改变。以前还算不错的，后来才这样，就是不会说话，总怕说错，而且现在懂的东西太少，和同学没话题。

　　我就是太敏感，总是想得太多，感觉自己缺点很多，自卑。可是现在也不知道怎么开始，很郁闷，总是在逃避现实。举个例子吧，现在同学都在打扑克，玩dota，听流行音乐，可是我都不会啊，我一般只听纯音乐和古典音乐，心理波动很大，有时候会很有信心，感觉什么问题都能解决，有时候会突然灰心丧气感觉自己什么都不行。

　　其实也可能有其他几个原因，因为在学校很郁闷很烦，就在家里玩网游，感觉自己整天无精打采，有时候突然会感到空虚无奈，很压抑，感觉每天很累，又不知道能干什么，我感觉想融入大家，又觉得格格不入，人际关系太不顺利了。

心理学家艾里克森定位人生的12-20岁为青春期，任务是解决"自我同一性和角色混乱的冲突"。所谓的自我同一性，就是指个体充分了解自我，统合自己各个方面，形成一个协调一致、稳定的自己。这样的自己是不同于他人，而又自我认同的；他人眼中的自己跟自己眼中的自己也基本是一致的。因此这个时期的青少年会对自身关注特别敏感，而"我是谁""我想成为一个怎样的人"也是最吸引这个时期青少年深思的议题。

还记得丑小鸭的故事吗？像极了我们的青春期，由角色混乱（小天鹅生在鸭堆中，自己也认为自己丑）到建立自我同一性（找到天鹅群，发现自己就是天鹅）的过程。这其中丑小鸭经历的种种磨难和心理挣扎，也是我们在建立自我同一性时所要去面对和经历的。

亲爱的，能感觉到你现在无人理解、无法言说的苦闷、挫败以及无力。尤其是在周围环境和自己特别不一致时，对自身产生的质疑和混乱。"人家都玩dota、打扑克，听流行音乐；但我听的却是纯音乐和古典音乐。""人家都懂，我却什么都不懂""人家都有共同话题，我却没有……""人家都……我……"似乎其他所有人是一边，而我是另一边。当我跟世界不一样时，我是否还是我呢？我又在哪儿呢？我是否要去适应这个世界？如果要适应，该怎么做；如果不适应，又要做好哪些准备？这些是你要去深思、去探索的问题。

这样的探索，可能不是一天两天可以完成的。对自己人生的探索也不是青春期结束就完结的，"我是谁""我从哪里来""我要到哪里去"是人一生都要去探讨的命题。你尽可以带着这种对自己的觉察去生活，像那只决定离开女主人家的丑小鸭一样，带着"创伤"，也带着懂懂的勇气，走到广阔的世界中去——相对中学来说，大学就是一个更广大的世界。你将更有可能结识到志同道合的朋友。多经历，多了解自己，你会发现自己早已不是中学时那个"什么都不懂的自己"，你会一步比一步更有力量，也越来越会接纳自己，渐渐地就形成了一个统一的自我。

而现阶段的你，因为听起来状态有点儿自我封闭，长期不与外界交流会比较容易让自己陷入抑郁的状态。建议先让自己动起来，每天做点体育运动，散步、跑步、打球……情绪和身体上都会更加放松。如果感觉走出来确实有困难，也建议您尝试做系统的心理咨询，会对自我探索和成长有一定的帮助。（咨询师：刘舶孜）

自我同一性

本意是"证明身份"，指一个人尝试着把与自己有关的各方面结合起来，形成一个协调一致不同于他人的独具"统一风格"的自我。简单理解就是把自己"众多的人格"统一起来，形成一个比较稳定的人格。是个体在寻求自我的发展中，对自我的确认和对有关自我发展的一些重大问题，诸如理想、职业、价值观、人生观等的思考和选择的过程。自我同一性的确立，意味着一个人对自身有充分的了解，能够将自我的过去、现在和将来组合成一个有机的整体，确立自己的理想与价值观念，并对未来自我的发展作出了自己的思考。12-20岁的青春期阶段，正常人都会经历同一与混乱的冲突，如果无法最终整合，那么就会发生角色混乱。

我真的适合做心理咨询师吗

> 我特别喜欢心理学，平时也喜欢听别人倾诉，可以很好地理解共情，朋友们都认为我很善解人意！但其实我跟家人、跟母亲的关系一直不太好，自己也活得不是很好，觉得自己内心软弱又依赖，还压抑了很多愤怒！
>
> 依照曾经的梦想在学习心理咨询师，但现在越学心里面越没底——不知道自己到底合不合适做心理咨询师？也在怀疑自己是不是真正的喜欢这个行业？马上就要咨询师考试了，现在都没办法静下心来看书，真的很苦恼！本来想做个知心姐姐，但我不知道这样的自己做不做得到？可以帮帮我吗？

从你的来信中，可以看出你对心理学很感兴趣，也喜欢心理咨询这个行业。朋友们都认为你很善解人意，如果用咨询师应该具备的素质特点来形容，可以理解为你的朋友们都觉得你是亲切、和蔼、平易近人的。同时你也能做到很好地理解和共情，这体现了你有足够的心理敏感度。作为一位心理咨询师，了解他人心理活动是需要一定的敏感度的。

你说在家庭生活中会有一些困扰，其实咨询师也会遇到和你类似的情况，咨询师也有可能与家人产生冲突，自己面临困境时也会焦虑不

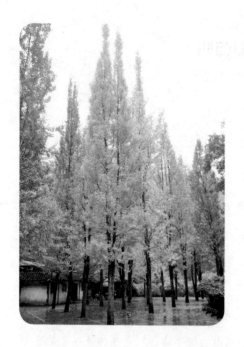

安，这是人之常情。但是作为咨询师不同的地方在于，他们不仅对他人的情绪变化比较敏感，对自己的内心活动也会比较敏感。他们知道在与人发生冲突时，如何去避免自己被卷入情绪的漩涡，使自己能与他人进行有效的沟通；当自己遇到困境，情绪出现波动时，如何去调整自己的情绪，这些都是咨询技巧在生活中的运用。

从你的来信中，可以感受到你有一些焦虑。因为你与母亲的关系问题，自己生活的状态，使你感觉自己越学心里越没底，不知道自己到底适不适合做心理咨询师，开始怀疑自己是不是真正喜欢这个行业。这似乎让你对自己的爱好以及朋友对你的评价开始产生怀疑，出现了一些冲突。这一内心冲突产生的时间正好发生在你即将参加心理咨询师考试之前，这使你无法静下心来看书。

在考试之前，考生会产生焦虑的心理体验，开始怀疑自己的能力，忧虑、紧张、不安，这一现象在考生中是极其普遍的，并不只是单单发生在你身上。我们常说，紧张的动机和学习成绩呈"倒u形曲线"，即焦虑水平过低、动机过弱不能激起学习的积极性，学习效率在一定范围内随着焦虑的增强是可以被提高的，但过强的动机表现、高度焦虑和紧张，反而会引起学习效率的降低。对考试过度焦虑不利于复习和应试，在适当的时候我们需要给自己松松弦。

　　所以当自己无法继续高效率复习的时候，可以放下书本，听听音乐，做一些让自己能够开心和放松的事情，然后再投入到学习中。而对于你关于与原生家庭关系的冲突，我们会建议，如果你有需要，也可以通过心理咨询进行适当的个人体验，对自己了解得更多，才可以使我们更好地帮助他人。（咨询师：李烨）

倒u形曲线

　　在社会心理学的研究中，人们发现：动机强度与活动效率两者并不呈现正的线性关系，动机强度过高或者过低，均会导致活动效率下降。而研究表明，每种活动都存在最佳的动机水平，这样的倒U型曲线告诉人们，中等强度的动机，活动效率最高。通俗地说，就是"过犹不及"。

第三篇

入职场，心适应

离开校园踏入职场的那天起，我们就开始了社会化的进程，而"社会适应"也前所未有地被隆重提上了心理日程。怎么看待职场复杂的人际关系？怎样与他人保持安全又亲近的人际距离？上下级关系怎么处理？如何远离办公室政治？……学着从心理学角度来看职场，你会发现自己也终将变得胸有成竹、百变不惊。

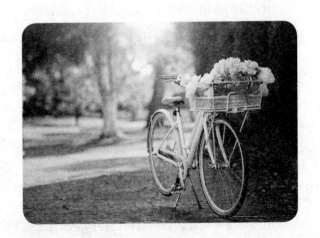

为什么我难以与人亲近

我从小和父亲生活，后母对待我像客人一样，我谈了很多次恋爱，每一次都因我不想继续而结束。我也是学心理学的，我感觉自己对那些爱自己的人有一种本能的排斥，越是对我好的人越觉得反感。我也不知道自己怎么了，我感觉很难看清我自己，感到很迷茫。

看到你的来信，短短的几句话却让人很心疼——"我感觉自己对那些爱自己的人有一种本能的排斥，越是对我好的人越觉得反感。"——"排斥"和"反感"的背后，我看到的是无助与害怕。

与"爱你的人"的关系，其实也就是你的亲密关系。每一个人都需要亲密关系，每一个人也都应该拥有亲密关系。

你学过心理学，应该知道最早的亲密关系来自你和你的父母。安全的亲密关系，在相处的时候应该是放松的、自然的，不用担心暴露真实的自己，也能全心全意地感受到对方。

但你现在对对方，包括对自己，都是"迷茫"和"难以琢磨"的。这是因为你无法去接近别人，也因此无法从别人那里得到真实反馈，从而接近真实的自己。

婴儿刚出生时，只有本能，没有概念。供它吃供它穿的养育者，对它来说只是一双手或一双乳房这样的器物而已。随着不断的互动，婴儿逐渐感受到对方是个"人"，也从这个"人"给予自己的反馈和引导，了解到自己也是个"人"。

　　这样的关系，在之后的成长过程里，也不断存在并需要不断发展，使你形成一种稳定的"互动模式"。

　　你说到自己和父亲、后母的关系是不亲近的，这可能导致你现在的亲密关系里，没有"亲近"这个互动模式。

　　与其他的关系不同，比如同事、同学，有的时候只需要达成任务和目标的一致即可，不需要带入太多私人的情感。而亲密关系，或者任何其他需要带入情感、带入自己私隐的时候，是需要把自己放进去的。

　　好像下面的两个圆，亲密关系就如同第一组，彼此渗透、影响。从根本上，我们是渴望这种融合的，相信这也是你会困扰并写信的原因。

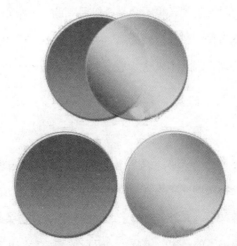

　　但之所以你现在的关系都好像第二组，正是因为这种"你中有我，我中有你"的关系，意味着必须打开自己，让对方闯入进来——没有经验的你，手无寸铁，一旦对方有什么不轨你完全无法招架，结果必然是

重重受伤，甚至无法预料结果——那当然是更可怕的。

如何去"亲近"地互动，不是生来就会的。所以大自然给我们安排了相对最可靠的父母，来帮我们体验、逐渐学习这种技能：如何判断什么样的人可以放心让他/她接近，如何在开放自己的同时也能保护自己，如何了解对方并吸引对方，使其能够按照自己想要的方式与自己相处而不产生伤害……总结起来就是如何表达，如何接纳。这里面确实是有风险的，如果还没有掌握好这个技能，那么最本能的反应就是拒绝。其实这种拒绝，恰恰是你对自己的保护。

现在的你，已经发现了自己存在这个情况。那么你先得明白，其实对你来说，你现在的反应是很正常的。然后你更要明白，你可以通过尝试和学习，逐渐放开自己的安全线，逐渐从第二组圆的互动模式，前往第一组圆的互动模式。

这绝不是一蹴而就的，也不会是一帆风顺的。如果在这个过程中遇到困难，你可以去找一些"亲密关系"主题的书籍，可以找人讨论，也可以去做心理咨询，因为本来这就是一个不断体验和不断学习的过程。

（咨询师：高圆圆）

亲密关系

心理学家对于人与人之间互赖性最大、交叉面最多、最期待从中获得安全感和归属感的关系的称呼。人类所拥有的第一份亲密关系本应是与父母、尤其是与母亲之间的关系，这份关系建立的好坏，通常会影响人的一生。因此，"母婴依恋关系"和原生家庭的关系模式成为心理学家研究最多的课题之一，多数心理困扰和疾病都与此相关。

职场中如何安放真心

　　单位的一个小女孩，我一手从实习生带出来的，但后来变得对我有了隔膜。我不知道从什么时候开始，但我是从她有一次对我讲刻薄的话开始对她明显戒备的。我们同部门，相差10岁，我职位比她高，是部门主管第一顺位接替人，按道理我不应该排挤她，应该培养她才对。有一次她们AA聚餐我没赶上，很羡慕她们，强烈要求第二次去。在中午一大堆人去吃饭的路上，我还大发感慨，这次吃什么也要去。我的意思是吃烧烤、吃川菜等对菜品不挑，可她当那么多人面说，姐，你吃屎也去呀。我当时就反映她讲话这么刻薄，但聚会我还是去了。

　　但之后的聚会我明显带情绪拒绝邀请了，以后工作配合我也不再热心了。而那一年的先进员工是她，她是应届毕业生，虽然有公司制度上的问题，他们把新人和老员工一起评，无形中对我有点不公平，因为我是最有资格得先进的老员工。会场上虽然我不好受，但也反省自己必然有不足的地方。但当天晚上休闲活动中，她和我虽然同一部门，居然看着我出丑，也没帮助我一下。我从此和她公事公办，对她心存戒心，对她在公司的同伴也一样。

看了你的来信，我再一次想到这个永恒的话题：面对变幻莫测的职场，我们到底该把真心、该把友谊放在什么位置。

看得出来，你是一个比较实在、表里如一的人。你对这位小你10岁的同事，有发自内心的关爱，相处的时候并没有顾忌，很真实地对待她。但是你突然发觉不对，开始考虑对方到底是在用什么方式看待你？知心姐姐？好朋友？好老师？——还是仅仅只是一个同事？

我不清楚你们实际的工作交叉，有没有利益冲突或者竞争的可能性。你自己也说，毕竟你们的年龄和年资相差较大，照理并不是在一个比较线上的。但事实上，无论是否来自她的压力和威胁，你已经意识到，如果只是普通同事的关系，那么你不一定会用原来的方式和她继续相处。

这里面当然有你付出那么多，却换到了不对等回报的伤心和气愤，但从根本上来讲，如果你不是期待她也把你当成一个重要的、有别于其他普通同事的人来对待的话，你就不会这么失望、生气和不知以后如何相处的局促与无奈。

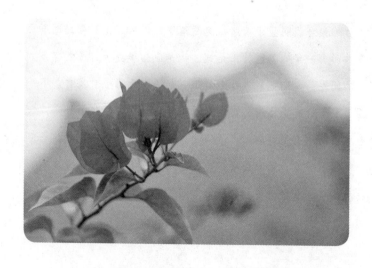

职场上是不是真的没有真情？难道同事就必须兵戎相见？并不是那么绝对，我也从来不这样认为。

职场，公司，说穿了也只是一个场所，一个关系上的地理位置。人和人的相处，能否走得近，无非是血缘关系、志趣、爱好、利益、地理接近等若干个因素的共同作用。职场关系，也不外乎如此。只不过比起我们过去的人生所不同的是，同事们来到同一块土地，看似要做同样的事，有同样的目标，但实际上因为每个人到来时所抱的小目标本就不同，对这个职场的期待和停留时间也不同，每个人的需要并不一样，这种看起来的"同事"，有时失之毫厘，会导致差之千里；加上工作要求和外部环境，利益冲突在所难免。那么，主要来自于地理位置接近或一段时间攻克同一个任务所建立起来的友谊、情感，够不够深厚来抵御这种冲击呢？这就要看你们本来所建立的关系有多牢固了。

除了同事、同学，甚至亲戚、爱人其实也都一样，关系是双方的事情，它可以很简单就开始萌芽成长，但是否开出美丽的花朵，那就要看阳光、雨水是否充足，根须又有多深了。

或许你回过头，重新考虑和审视一下，以前的所有相处都不真实还是随着情况变化才开始改变，以及你以后打算和她做同事，还是做师生、做姐妹，你都是可以选择的。你认真地选择，必然也会对你自己有利。

然而，退一步说，在职场上，其实我们还可以学习专业的工作方式，用对事不对人的方法来和各式各样自己喜欢的、不喜欢的人相处，因为我们只要把他们当成普通同事就好。而在其他的关系场上，比如亲友、同学、爱人，关系的经营才更具有挑战和难度。求同存异吧。（咨询师：高圆圆）

人际距离

人与人之间进行交往时通常保持的距离。这种距离受到个体之间由于相容关系不同而产生的情感距离影响。人类学家霍尔认为"人际距离"可区分为4种：亲密距离、个人距离、社会距离、公众距离。职场中，最适宜的相处距离介于个人距离与社会距离之间，只有极少数人会发展到亲密距离中。因此，适度降低自己对职场人际交往亲密度的期待，有助于我们更好地适应工作环境、完成职业角色的转换。

当"成功"成了"紧箍咒"

　　我很想创造属于自己的事业，但每次都不知道做什么好，在学习上，不管我花多少心思去学习，到头来，成绩一落千丈！学习是这样，事业也是这样，我很纳闷！难道我的一辈子就得活在别人的嘲笑中，我受不了这样窝囊的自己，但又改变不了现状！我该怎么办？

　　每次长辈们都会说，别人家的孩子20几岁就会创业了！这让我深深自责，都那么大了，什么事都做不成！进入社会2年多了，都不能自己创业！老让父母为我操心！我多次问镜中的自己，到底我在干什么？我能干什么？我的事业又在哪里？我几时才能让自己的父母少为我操心？但是我所提的这些问题又有谁能告诉我呢？

　　因为家道中落，邻居们、亲戚们个个都对我们家冷眼相待，这些我都看在眼里，急在心里，我很想保护自己的家人，很想找到商机，然后凭着我的努力，让家里的状况好起来！可是都已经2年多了，我还是原状！反而那些人越来越嚣张，看到那些人这样欺负、看不起我的家人，我心如刀割！

　　每次只要想到家里的经济状况，看到自己的母亲辛苦地干活，我的内心就很焦虑和自责自己不能让母亲享福，同时也知道我这种情绪也是不利于我的，但是面对残酷的现实，我的理智统统都被我消极的情绪所埋没了！我真的很矛盾，我该怎么做才好？

从你的叙述中，发现充满着一种深深的焦虑和自责情绪，内心处在极度自卑和极度自尊的矛盾冲突中。可想而知，一个人在没有看清楚自身的能力特长之前，抱着急于挣回面子的心态去从事某项事业，这就使职业发展具有很大的不确定性和风险。

一个人的心理成长、人格塑造和家庭背景有非常大的关系，可以想象你的家庭状况有很多不尽如人意之处，这也就使得你迫切期望改变现状的意愿要比很多人都来得强烈。但是可能出于学历不高或自身能力的不足，你无法实现自己的想法。

来自外界的压力，如长辈的责备对你的影响也非常巨大，使得你迷失了方向，到底是做自己想做的自己，还是做别人期望的自己？自己到底想做什么，能做什么？怎样能自力自强，不让父母操心？等等问题的思考对于一个初出茅庐的人来说确实有点勉为其难。

你目前的现状问题来自多个方面，有家庭的背景、长辈的期待、对自我认识不足、自尊和自卑的心理冲突、社会价值观的影响、心理成长不足、职业发展意识有偏差。这些问题交织在一起，就产生了内心如此复杂的冲突和矛盾。

任何问题都需要有一个自我梳理和分析的过程，这也就是说先要理清思路，找到问题的核心要点，再根据四个事务处理的排列原则来应对所遇到的问题，这四个事务处理原则分别是：重要而紧急、紧急而非重要、重要而非紧急、非重要非紧急。

很明显，重要而紧急的事情是第一需要考虑的因素，有哪些？应该是对自我的认识很重要，根据自身的能力特长和实际情况确定职业方向，尽快找到适合自己的工作以发挥才能为紧要的事情。

这就需要一个职业规划的探索和思考过程，以确定自己在哪些方面有潜力，有可能做出成绩，这样就有了工作和生活上的长期基本保障，以实现不让父母担心的目标。

有了明确的职业发展方向，你就很清楚应该做哪些方面的准备，这里包括和职业岗位有关的学历知识准备、技能培训准备、职场信息准备、求职面试准备、人脉关系准备等。

第二步，要考虑哪些是紧急而非重要的事情？当下的心态调整很紧急，有没有结果不重要。职业发展心态调整很关键，急于求成是大忌。

前期考虑的时间要充分一些，毕竟今后的路很长，不急于一时。面子先放一放，不用急于证明自己。如果心态上能放松下来，内心的冲突矛盾就能得到缓解，头脑自然就能冷静下来，考虑问题思路就清晰起来。

方向考虑清楚了，就要有行动力，多尝试一些机会，至于有没有好的结果不要太在意，不要太刻意强求，很多事情是水到渠成的，过程中的努力和经验积累才是职业长期发展的保证。

第三步，重要而非紧急的事情有哪些？这些事情包括心理素质培养、人际沟通交往技能、对事物的认知、价值观调整、情绪管理、抗压抗挫折能力等。

一个人的心理发展和成熟是职业长期发展的重要保证，正因为心理发展是一个非常长期而缓慢的过程，所以需要有意识地长期加以培养。比较好的自我训练方式是多看看人文经典图书、与优秀的人接触交流、多听听心理讲座、多参加学习培训、多到户外旅游、多做体育运动等外向性的事情，久而久之视野就开阔了，心情也开朗了。

第四步，非重要非紧急指的是哪些事情？一般来说，就是他人的评价、社会价值观的影响、家庭的背景等客观环境因素对人潜在的影响。可以说，有了前面三步的工作，最后一步对人的影响就能逐步弱化。

一个人的家庭成长环境无法选择、所处的社会价值观无法改变、他人是如何评价自己的也无法左右。既然没有办法改变现状就无条件接受，然后将所有的障碍性环境因素转化成激励自己的内在动力。

这个世界上唯一可以改变的就是自己，唯一需要做的是改变自我对于不满意事物的看法。当一个人开始准备好改变自己，那他就开始成长了，他对人生也将获得不同以往的意义和感受。

当最后一步得到改善之后，我们会发现前面三步所要做的事情也同时获得了新的自我提升空间。所以，人生就是不断执行以上四步的循环往复过程，最后要说的是：人生就是一个不断改变自我对于事物的正确认知心态的过程。（咨询师：黄铭峰）

职业生涯规划

指个人与组织相结合，在对一个人职业生涯的主客观条件进行测定、分析、总结的基础上，对自己的兴趣、爱好、能力、特点进行综合分析与权衡，结合时代特点，根据自己的职业倾向，确定其最佳的职业奋斗目标，并为实现这一目标作出行之有效的安排。

从心理学角度来看，人的生涯可分为内生涯和外生涯。内生涯又叫做内职业生涯，指从事一种职业时的知识、观念、能力、经验、成果、心理素质，以及内心感觉等因素的组合及其变化过程。外生涯则是指从事一种职业时的职务目标、工作内容、工作环境、经济收入、工作时间、工作地点等因素的组合及其变化过程。初入职场的人应更多关注内生涯的积累，而非急于推进外生涯发展。

职业生涯规划应该分析如下的情况：

（一）自己适合从事哪些职业/工作

　　研究自己适合从事哪些职业/工作，是职业生涯规划的关键和基础；回答这个问题，要考虑以下各方面因素：

　　1. 自己所处的职业发展阶段

　　2. 自己的职业倾向（职业类型）

　　3. 自己的技能（也就是我们自身的本领，比如专业、爱好、特长等）

　　4. 自己的职业锚（职业动机）

　　5. 自己的职业兴趣

　　（二）本人所处的职业发展阶段

　　人生有4个职业发展阶段：

　　1. 探索阶段：15～24岁；

　　2. 确立阶段：24～44岁，这一阶段是大多数人工作周期中的核心部分。这一阶段包括了三个子阶段：尝试子阶段（25～30岁）、稳定子阶段（30～40岁）以及职业中期危机阶段（在30多岁和40多岁之间的某个时段上）；

　　3. 维持阶段：45～65岁；

　　4. 下降阶段：66岁以上，当退休临近的时候。

　　处在不同职业发展阶段的人，应考虑不同的事情。例如，在探索阶段，可以多作些尝试、探索，在工作中摸索出本人的职业倾向、职业锚、职业兴趣等，逐步找到最适合自己的职业。而40岁以上的人，就不应该作过多的尝试，而是应该认真分析清楚本人的职业锚、职业倾向，选择本人有优势的职业做长远的打算。

别人成功我就难受为哪般

> 有件事我特别苦恼，我很难为身边人的成功而由衷地赞美，比如说最近各种宣讲会、各种面试，看到周围即使是关系很好的人拿到自己没有的面试机会、拿到offer，心里就会很不爽，嘴上说着真棒、祝好运，心里却希望他在哪个环节出问题、被pass，真的很瞧不起这样的自己，心里特别矛盾特别难受……

你的信让我想到童话故事中的一个人物：白雪公主的继母。在她没有意识到白雪公主的美之前，她通过魔镜不断地自我认同：她是这个世界上最美的人。当魔镜告诉她世界上最美的人是白雪公主后，她觉得原本属于她的东西被抢了，内心充满嫉妒，复仇之火瞬间被点燃，她想置白雪公主于死地，并采取了行动。

你是不是也总是被羡慕和嫉妒折磨着？"看到周围即使是关系很好的人拿到自己没有的面试机会、拿到offer，心里就会很不爽，嘴上说着真棒、祝好运，心里却希望他在哪个环节出问题、被pass"。

在嫉妒的时候，我们会想象别人得到了属于我们的东西，哪怕只是在想象层面，而我们却因此失去了这些东西。

羡慕是一种让人非常不快的复合情感，首先它和悲伤很接近，意识

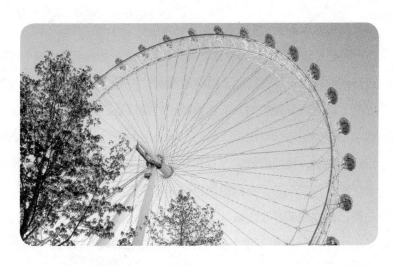

到丧失了一些原本属于自己的东西，不管是客观的还是主观感受上的；羡慕包含着对自我价值感被损害的愤怒，对自己的命运、境遇的愤愤不平，甚至是怨恨；羡慕包含着无助感；羡慕的过程还伴有焦虑和不安。特别是，焦虑和愤怒背后是对恐惧的防御，对失去的恐惧。当我们嫉妒的时候，感觉自己糟糕透了，被遗弃和排斥。嫉妒动摇了我们的自我价值感，使我们产生了双重的怀疑：自我怀疑和怀疑别人。这样的怀疑既伤害自己，又伤害了彼此的关系。

　　心理学家维雷娜·卡斯特把羡慕分为4种类型：钦佩型、矛盾型、攻击型和抑制攻击破坏型。钦佩型羡慕者知道也敢于承认自己的羡慕和嫉妒，对被羡慕者认同，让人愉快；矛盾型羡慕者不承认且回避自己的羡慕，常用尖酸的话来回应被羡慕者，以求贬低被羡慕者的价值，如"像你那么努力当然会成功"等；攻击型羡慕者就像白雪公主的继母那样，有希望被羡慕者遇到意外的阴暗想法，甚至主动采取攻击性行为；抑制攻击破坏型羡慕者尽管非常羡慕，但他们保持沉默，就好像根本没有发生过值得一提的事情，这是对别人一种彻头彻尾的否定，把引起羡慕的事物的重要性一笔抹杀了。

可是不管哪种类型的羡慕者内心都不好受,如你所说"真的很瞧不起这样的自己,心里特别矛盾特别难受"。那身处嫉妒之中,该怎么办呢?所有研究嫉妒的人都认为嫉妒的背后是自我价值感的问题。继续拿白雪公主的继母说事,面对白雪公主的出现,如果她想要处理好自己的嫉妒,找回价值感,有两种选择。一种是发展自己或是接纳自己。在这种情况下,我们接纳自己的悲伤,让注意力回到自己身上,与自己建立联系并改变自身。一种是对白雪公主贬低、打击、伤害,甚至恨不得她消失不见。这种破坏型方式的背后,隐藏着强烈的焦虑。他们生怕自己受到排斥、被遗弃,被挤到第二位,沦落为无关紧要的人。

所以聪明的你,别人的成功激起了你哪些情绪,又让你忆起哪些往事呢?接下来你的选择又是什么?(咨询师:李滢)

自我价值感

与一个人所体验到的成功感及内在自我期许有关的一个概念。其中自我期许来自于个体内心中的期望标准,是个体最希望达到的水平。人们对自己价值的感受基于能否成为自己想要成为的人,能否成功地完成自己所想要做到的事情。当人们可以成功地达到自己所期望的那样时,就会获得相对较高的自我价值感;当人们的实际表现不如自己所期许的那样好时,就会产生相对较低的自我价值感。个体的自我价值感并非仅仅由成功或失败决定,当不能成功地达到自我所期望的水平时,个体也可以通过主动降低自我期许水平来维持自我价值感或避免自我价值感的下降。

自我价值感不足时，对自己的评价会受到他人的影响。在个体的人际互动中，身边交往较为密切的重要他人对个体自我价值感的发展影响比较深刻。心理学家马斯洛认为自我价值感是人类不可或缺的心理需求之一。他的需要层次理论主张人有生理需要、安全需要、归属和爱的需要、尊重的需要和自我实现的需要。就尊重的需要来说，又包含了两个层面:需要他人的重视和个体感知自我价值的需要。建立自我价值感是促使个体自我实现的条件，所涉及的层面包括个体对自己的自我期许、自我评价、自我感受，以及由此积淀而生的自我态度。真实自我与理想自我之间的差距越大，自我价值感就越低，个体就越会感到焦虑不安。

　　真实的自我价值感由个体早期发展逐渐形成，不易因外界事物的影响而改变，长时间维持一个相对稳定的状态。当外在威胁促使个体降低自我评价时，自我价值感具有维持、提升自我评价、自我一致性的功能。

寻求认同的异乡人

我是一个在很多情况下都不自信的人，这给我的工作带来很大影响。我现在从事人力资源管理工作，是一位部门负责人。但因为我出身农村，我对自己的这个身份不太认同，因为我身边人说别人不好时往往提及他（她）是农村人，他们对这个群体是否定的，这让我很难接受。

因为不自信，有时工作汇报会紧张，说话声音变小，表达内容达不到自己的期望。因为不自信，心里总喜欢跟人比较，跟同事、下级、朋友、亲戚比较，不跟上级比较。因此，当别人受到赞美时，我有时候心里会有不悦感；如果他人成就中也有我的付出，而我却不被提及，我就会感到压力和不开心，甚至质疑当初我为何要主动去帮忙。但其实先前觉得帮忙令我挺开心，也有自我满足感。曾经被上级评价太自我和不自信。

我该如何调整自己的心理状态呢？

从来信中能感觉到你所具有的清晰条理性以及自己对这个问题的思考和探索，让我觉得在工作生活中你也是很认真很努力的状态，当这些品质和不自信纠缠在一起的确会令人更加纠结，带来压力感和焦虑情绪。

比如很认真准备报告，内心对自己表现的期望值也随着认真付出的程度有所增加，可是在真正汇报时却没能表现出自己所要表达的全部，期望落空带来失望，甚至生自己的气，暗自捶胸顿足，怎么搞的，明明准备得很充分，怎么就紧张成这个样子呢！也很担心领导对自己表现的反馈，会不会因为这次报告而对自己的评价大打折扣。这些不管是指向外界还是内在的情绪，会慢慢地叠加，在下一次报告来临时，以更大的压力和紧张来呈现。似乎更无奈和无力的是，这是一个怪圈，越在乎的事情越认真去准备，越认真准备自己内心越有期望，高期望同时带来高压力，就会越紧张，紧张的状态又会影响实际能力的发挥，然后期待落空、气愤、不满、失望、担忧……看到这样的一个循环真的觉得很辛苦也很委屈，为什么自己认真和努力的结果总是不如意呢。

后面你提到了比较，自己付出的未被认可和赞美，也会带来一些矛盾的情绪。一方面帮忙也带来了自我的满足感，另一方面也期待能够被别人看到并给予肯定。这样的纠结反而让自己丢失了最初助人的快乐。

虽然是很短的一封信，却包含了很多内容，我相信这也是你内心很困惑的地方。不管是报告的不自信，对赞美的不悦感，还是对自己农村身份的不太认同，我觉得是一样的，你似乎都在找寻一个认可和确定。自我内在对我的认可，人际环境对我的评价，社会环境对我的态度，迫切地希望能在这三方面的反馈中找到一个平衡，一个确定的点，这样就知道我到底是怎样的。自我一致性认知是心理发展中非常重要的一个阶段，这一阶段的主要任务就是统合自我、别人、社会集体对自己的认识，从而建立稳定且明确的自我认知和自我价值感。

自我同一性的概念最早是美国新精神分析学家E. H. Erikson以人格

发展为主线提出的自我心理发展阶段理论。Erikson将人生历程分为8个阶段，在每一个阶段上都有特定的心理社会任务有待完成。而自我同一性则是青春期（12~18岁）的主要任务，建立一个新的同一感或自己在别人眼中的形象，在社会集体中所占的情感位置。同一性的感觉是一种不断增强的自信心，一种在过去的经历中形成的内在持续性和同一感。正是这样的持续性和同一感组成了现在确定且自信的自我。

随着时间的延续，在某一个阶段没有统合的自我会慢慢地以不同的方式呈现。就像硬币的两面一样，这样的呈现也具有不同的意义，一方面会在现在的生活中出现一些阻碍，另一方面却是一个鲜明的提醒，就像一个缺口在召唤已经成年的我们去关注它、修复它。其实每个人或早或晚都会遇见自己的断裂和缺口，这样的遇见不美好，甚至会很烦躁很痛苦。可是，我们又不得不承认，正是这些缺口的不美好和不完美，才让我们、与众不同，成为自己。当我们能够安然地看到它们，不惊慌逃避，试着坦然接纳，那么这个缺口流淌出来的信念，已经完整了自己。（咨询师：王金婷）

自我一致性

是认知评价理论的最新研究成果，这个理论探讨人们追求目标的理由与其兴趣和核心价值的一致性程度。例如，如果人们追求目标的理由是其内在的兴趣，则他们实现目标的可能性就比较大。即使目标没有实现，他们也会很高兴，因为努力的过程本身就充满了乐趣。相反，因为外部原因而追求目标实现则成功的可能性比较小。即使获得成功，幸福感也不高，因为目标对他们来说并没有多大的意义。

同事升职，让我更想辞职了

我是一名普通白领，职位是前台，今年23岁。在公司做了差不多两年了，上一级主管对我挺好的，一些关于招聘的事情都有逐步教我做。但是我其实做久了真的不太想做前台这个职位，因为经常要做的是端茶递水，接听电话，还有就是很多打杂的工作，实在觉得没多大意义，心里有时不是很是滋味，有想辞职的念头。

最近公司有个同事升职了，我本人对她印象很一般，所以心里不太认同公司的决定。从而心里产生了各种不平衡的心态，更加令我想辞职了。现在每天工作都有日益增加的自卑感和愤怒的感觉。我想辞职，可是主管才刚开始教我一些新事务，但继续做，感觉心里一天要经历几个季节的样子，很不舒服。我该怎么办呢？

一般在公司里，前台的工作属于普通辅助性的岗位，比较适合性格中追求稳定、服从性强、有耐心的年轻女性。从这个岗位的发展潜力来看比较有局限，只是一个过渡性的岗位，今后的发展方向主要是从事行政管理或HR的工作。

你提到有一个自己印象一般的同事获得了升职机会，对公司的决定感到失望。加上前台的工作都是一些事务性的杂事，没有机会体现出自己的能力，所以内心产生消极的情绪，无法调整自己的心态，甚至产生了辞职的念头。

应该说，有这样的情绪反应是对当下环境感到不满意的正常表现。显然，每天带着这种自卑和愤怒的情绪，明显会影响到工作的心态，以至于无法获得更多的职业成长，所以当下首先要做的是尽快调整自己的情绪，不能冲动地用辞职的方式来逃避问题。冷静、客观、理性地反思自己的问题出在哪里？自身还有哪些不足？应该如何做出改善？对今后的职业发展有什么样的打算？

从咨询经验来看，经常会有来访者抱怨自己做得如何辛苦、业绩如何出色、工作经验如何丰富，但是为什么就是得不到升职的机会。更可气的是，这些升职机会往往被一些看上去并不怎么努力、工作业绩平平的同事获得。所以，很多来访者内心会失衡，感到非常不公平，也萌生了退意。有些人一气之下辞职，换了家公司，还是遇到同样的问题，感觉到哪里都一样，久而久之内心变得麻木起来，逐渐失去了工作的激情和动力。

其实，这个问题看似简单，但其实原因非常复杂。总体来说，问题可能出现在性格特征上。

如果就工作岗位的胜任能力和职业人倾向性来分析，一般人的能力会分三种类型：事务型、人际型、事务人际混合型。

事务型的人往往比较理性，比较注重做事的效率，性格单纯，比较喜欢直截了当的风格，不喜欢绕弯，不喜欢复杂的人际关系。所以他们是对事不对人，关注事务的进展而忽略人际沟通。

人际型的人正好相反，通常比较感性。对人际关系比较敏感，重视人与人之间关系的融洽和谐，喜欢和人打交道，不喜欢从事事务性的工作，他们的很多时间都用来与人打交道建立情感交流，疏通各种关系。

事务人际混合型是以上两者的结合，这样的性格是最容易成功的类型，也是企业里最有升职机会的人。往往这这类人在思维上比较均衡，注重事务和人际关系的平衡，比较有生活智慧，学习理解能力较好，所以在企业里能受到重视，发展潜力较大。

性格无所谓好坏，关键是要清楚地看到自身的局限，然后加以完善。事务型的人要多开发情感，花点心思建立有利于成长的人际环境，这样在职业发展的关键时刻能获得助力。同样，人际型的人要多一些时间提升职业技能，毕竟职业的长远发展还是要靠实力，仅仅有良好的人际沟通能力并不能帮助自己走得更远。

对于你当下所遇到的职场问题，有如下建议：

1. 暂时不要考虑辞职的问题，先稳定情绪，将精力集中在学习更多的职业技能上。

2. 做一个职业心理测评和职业规划咨询，看看是否还有其他的职业方向选择。

3. 根据职业方向定位，做好学历教育、技能培训、工作经验积累方面的时间安排。

根据心理测评中所提示的性格缺点和不足（如人际沟通、情绪管理、抗压能力），制定自我成长的改善计划。（咨询师：黄铭峰）

职业倾向

是职业观中的行为成分，指人们在职业评价基础上形成的一种稳定的行为倾向。目前使用最为广泛的职业倾向理论和测试是美国约翰·霍普金斯大学心理学教授约翰·霍兰德（John Holland）提出的。他认为人的人格类型、兴趣与职业密切相关。兴趣是人们活动的巨大动力，具有职业兴趣的职业可以提高人们的积极性，促使人们积极地、愉快地从事该职业。且职业兴趣与人格之间存在很高的相关性。

以下的简单测试可以作为自我职业倾向性探索的参考。

测试目的：看你对哪种职业有极大的倾向值或有潜力，以便帮助你选择和确定自己的最佳职业。

测试方法：以下前10题为A组，后10题为B组。每组各题你认为"是"的打1分，"不是"的打0分，然后，比较两组答案分值。

1. 当你正在看一本有关谋杀案的小说时，你是否常常能在作者未交代结果之前知道作品中哪个人物是罪犯？

2. 你是否很少写错别字？

3. 你是否宁可参加音乐会而不愿待在家里闲聊？

4. 墙上的画挂歪了，你是否想去扶正？

5. 你是否常论及自己看过或听过的事物？

6. 你宁可读一些散文和小品文而不愿看小说？

7. 你是否愿少做几件事一定要做好，而不想多做几件事而马马虎虎？

8. 你是否喜欢打牌或下棋？

9. 你是否对自己的消费预算均有控制？

10. 你是否喜欢学习能使钟、开关、马达发生效用的原因？

11. 你是否很想改变一下日常生活中的一些惯例，使自己有一些充裕时间？

12. 闲暇时，是否更喜欢参加运动而不愿意看书？

13. 你是否认为数学不难？

14. 你是否喜欢与比你年轻的人在一起？

15. 你能列出5个你自己认为够朋友的人吗？

16. 对于你能办到的事情别人求你时，你是乐于助人还是怕麻烦？

17. 你是否不喜欢太细碎的工作？

18. 你看书是否很快？

19. 你是否相信"小心谨慎，稳扎稳打"是至理名言？

20. 你是否喜欢新朋友、新地方和新东西？

测试分析：

1. 若A组分值比B组高，则表明你是个精深的人，适合从事耐心、谨慎和研究等琐细的工作，诸如医生、律师、科学家、机械师、修理人员、编辑、哲学家、工程师等。

2. 若B组分值高于A组，则表明你是广博的人，最长处在于成功地与人交往，你喜欢有人来实现你的想法。适合做人事、顾问、运动教练、服务员、演员、广告宣传员、推销员等工作。

3. 若A、B两组分值大体相等，就表明你不但能处理琐碎细事，也能维持良好的人际关系。适合工作包括护士、教师、秘书、商人、美容师、艺术家、图书管理员、政治家等。

性格内向如何"混"职场

> 　　我怀疑自己有复杂的心理疾病，对生活失去了信心和希望，才25岁就整天愁眉苦脸唉声叹气的。我现在最主要的问题是工作上的问题，刚进公司的时候人事说做助理满一年之后会有一次系统的培训，通过考试就会升职转正。
>
> 　　本人性格内向害羞，刚进公司的时候几乎不怎么与同事交谈。他们对我的印象就是"不讲话"，在公司做事处处让着人家，别人说要帮忙都会答应。来工公司半年后才逐渐与同事进行一些交谈。
>
> 　　但现在都来公司一年多了，看着别人一次又一次地进行培训却迟迟没有轮到我，觉得领导不喜欢我。其实我很自卑，越来越讨厌照镜子看自己，也很少自拍。以前还挺爱打扮，现在越来越懒得打扮自己。每天上班也是混日子一般，我想改变这种状态，可是却找不到出口。

　　看到你的来信，让我不由得想起自己刚踏入职场时的情景，每个人都有第一次，职场大咖也是从没有经验开始的。开始可能会有些不顺利，但从你的字里行间能够看出你是一个态度积极的女孩，比如愿意学习、积极想参加培训、乐于帮助同事……相信只要假以时日，你对工作就能够愈发得心应手。

除了职场经验是需要经过时间的锤炼，我觉得你还可以从下面几个方面整理一下思路：

首先，做一下人格测试量表，例如MBTI等测试，这样就可以对自己的性格有更多的客观把握，也了解自己擅长的能力，尽量在工作中用自己的强项能力，做到人职匹配，让自己在岗位上能够更好地发挥能力，也能增强自己的信心。

其次，建议你约个时间找你的直接主管或者人事经理谈一谈，了解公司及本部门的一些工作计划，以及领导、同事对自己工作一年来的评价。自己的正当权利一定要鼓足勇气去争取，不要总在背后猜测揣摩，这样反而影响自己的情绪。当你有了自己的理解之后，很容易把原本没有特殊意义的事情，也理解成别人对你有意见。真诚地把自己希望参加培训的想法跟上级聊聊，也可以主动地向上级表达自己有什么能力，有些什么工作想法，正面沟通交流，寻求上级主管的意见和帮助。相信你的主管也是愿意听你的想法的。

另外，如你所述你的性格内向、自卑、"不讲话"……对此，平时可以对自己多做些积极的心理暗示，尽量多参加一些活动，特别是户外活动。无论是本公司组织的，还是社会上的活动，例如，读书俱乐部、羽毛球活动、驴友郊游、兴趣社活动等，目的就是多与人群接触，让自己有多点的机会人际互动，展示自己。可能你会担心做错说错，担心别人的评价和指点，但是请相信我们每一个人都是与众不同的，独具特色的，而且每个人最关心的人是他们自己，就像你总是在人群中最先关注自己是一样的，所以不要有太多的担心。如果你不敢一个人去，也可以约上同事、朋友一起参加社交活动。

　　还有一点提示：看到你信中写道"怀疑有心理疾病、对生活失去信心和希望、整天愁眉苦脸唉声叹气、懒得打扮自己"……这种抑郁的情绪确实令人非常难受，情绪低落，不但会影响自己的身心健康，也会影响到工作状态。这种情况如果已经持续了一段时间的话，希望你能及时到当地的专科医院或者心理咨询机构去咨询就诊，寻求专业人士的帮助，祝福你能早日走出困局。（咨询师：乐宁）

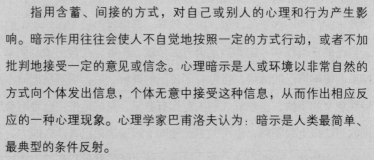

心理暗示

　　指用含蓄、间接的方式，对自己或别人的心理和行为产生影响。暗示作用往往会使人不自觉地按照一定的方式行动，或者不加批判地接受一定的意见或信念。心理暗示是人或环境以非常自然的方式向个体发出信息，个体无意中接受这种信息，从而作出相应反应的一种心理现象。心理学家巴甫洛夫认为：暗示是人类最简单、最典型的条件反射。

　　人都会受到暗示。受暗示性是人的心理特性，它是人在漫长的进化过程中，形成的一种无意识的自我保护能力。当人处于陌生、危险的境地时，人会根据以往形成的经验，捕捉环境中的蛛丝马迹，来迅速作出判断。这种捕捉的过程，也是受暗示的过程。因此，人受暗示性的高低不能以好坏来判断，它是人的一种本能。自我心理暗示不仅是直接的潜意识的沟通，还包括很多行为习惯方面的因素，尤其是一些细节。比如，走路时挺胸抬头，会觉得自己很有精神；出门的时候照照镜子整理好仪表，会对自身形象有个积极的评价；工作或学习的时候整理好桌面，摆放好物品，让自己感到很从容很有条理;说话的时候清晰大方，让自己感到自信沉稳……这些看似微不足道的地方，其实都会不知不觉地影响一个人的精神风貌。所以，养成良好和积极的自我心理暗示习惯，工作和生活真的可以逐渐实现"心气顺、自然顺"。

当遇到强势下属时怎么办

我想问一个问题，挺困扰我的，我的一位下属员工很强势，每次出现问题后从来不从自己身上找原因，只一味地责怪他人，或者轻描淡写自己的错误部分，焦点永远放在责怪别人没有提醒他、帮助他上，并且永远觉得别人都是特意针对他捉弄他。

我和他谈过几次话，希望他意识到自己的问题所在，但他很强硬，不断顶撞，根本听不进去，到最后甚至说要离开这里，请问我要如何再和他沟通下去？

首先，我觉得你的下属是幸运的，看得出您是一位负责任的上司，也很想做好部门的管理工作。俗话说留人留心，想做好管理，还真得花些心思搞明白下属的心理活动和内在动机。

归属感和自我价值感是所有人的首要目标，以至于这是决定他们工作表现——无论是业绩还是同事关系——的首要原因。

人不会刻意去做错事，他们只做他们认为是对的事，也会用自己认为最对的方式去做。只有在事情行不通或者出现问题时，他们才会了解到他们的做法是错误的、不合逻辑的。这时人的第一反应一定是自我保护的，也就是你信中提到的"责怪他人""轻描淡写"……因为害怕被指责被批评，所以百般推卸责任，貌似"强势"顶撞你，而此刻他的内心也是极其失落和无助的。

要知道，大部分的推卸行为背后都有一定的错误观念和行为目的。例如：

寻求过度关注。只有被关注才有归属感（别人应该时刻提醒他）；

寻求权力。只有我自己说了算才有归属感（不断顶撞，根本不听你的）；

报复。我得不到归属，也要让你同样难受；

自暴自弃。不可能有所归属（我要辞职，离开这里）。

你可能需要先修复和下属之间的关系。一个良好的开端就是走进下属的内心世界，对他因内心失望和沮丧而做出的这些行为有更多的了解，才能对症下药。

另外，批评和指责无助于培养归属感和价值感，多给出正面的、鼓励性的回应，比如："你的行为告诉我，你一定觉得受到了伤害，能和我谈谈吗？"

帮助下属找出具体的可能发生问题的环节，制定预防措施，开始时可以适当给予提醒。开篇不能是指责的口吻，否则还是会被顶撞回来（"我知道这件事情上你也是花费了不少的努力，可是你瞧，结果却不尽如人意……"）

表达对下属的信任，对他的任何一点小进步，及时给予具体的肯定和赞扬。

不要忽视下属自我激励的能动性。每个人都有自我激励的本能，可以利用下属的内在欲望使其自发地提升自己，令其一往无前地面对困难。

不妨建立起工作之外的关系，安排些集体活动、体育运动等，一方山水养一方人，了解不同的区域文化特色，可以有更多的话题，增加彼此的感情，有利于工作上更好地合作。

希望上述几点能够给到你一些启示，相信你能够在工作实践中总结出更多的办法。

祝工作愉快！（咨询师：乐宁）

归属感

指个人自己感觉被别人或被团体认可与接纳时的一种感受，即心理上的安全感与落实感。美国著名心理学家马斯洛在1943年提出"需要层次论"，认为"归属和爱的需要"是人的重要心理需要，只有满足了这一需要，人们才有可能"自我实现"。

近年来，心理学家对归属感问题进行了大量研究，现在认为，缺乏归属感的人会对自己从事的工作缺乏激情，责任感不强；社交圈子狭窄，朋友不多；业余生活单调，缺乏兴趣爱好。

美国密歇根大学研究人员的一项研究显示，缺乏归属感可能会增加一个人患抑郁症的危险。研究人员给31名严重抑郁症患者和379个社区学院的学生寄出问卷，问卷内容主要集中在心理上的归属感、个人的社会关系网和社会活动范围、冲突感、寂寞感等问题上。调查发现，归属感是一个人可能经历抑郁症的最好预测剂，归属感低则是一个人陷入抑郁的重要指标。

第四篇

婚恋情，心关系

17年来，林紫心理机构的咨询个案中，婚姻情感问题一直高居40％的比例。看起来有些荒谬——人们恋爱结婚，本来是为了更快乐更幸福，孰料它们却成了幸福"杀手"，让不同年龄段、不同身份阅历、不同文化背景的男男女女在关系中浮浮沉沉、跌跌撞撞、伤痕累累。最令人感慨和遗憾的，是有时候夫妻二人不约而同分别来找同一位咨询师，一个上午一个下午，坐在同一张沙发上、从各自的角度讲对同一段关系的不同痛苦感受。假如在进入咨询室之前，他们都有机会像在咨询室里一样倾听彼此的感受，学习更多有关婚恋的知识，那么很多遗憾和伤痛其实可以避免。听听来自四面八方的故事和咨询师的回复，开始你的学习吧——

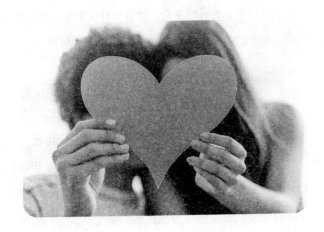

"分手"不是口头禅

> 最近我很苦恼，和一个男生从去年相处到今年，是他先追求我的，我觉得各方面还不错，就抱着先相处的态度交往。其实在这过程中，我知道我越来越喜欢他，所以今年过完年以后我们俩就确定了关系。我们虽然在一起，但是我们却经常因为小事吵架，我一直也没有太大勇气说分手，但是在两次吵得比较凶的时候我说了分手，他没有理我，算是没有分成，而我也是说气话，但是第二次说分手之后他对我的态度就特别冷漠了，虽然没有真分，但是他却不像以前那样了，他说他的心冷了，可是他却不肯自己说分手，我们就这样一直吊着，直到我受不了这样的冷漠，就问他到底要怎么样，他说我们不合适再在一起了，然后就分手了，可是我心里很难过！

恋爱中的情侣常常为情所困，常常我们以为困住自己的是那个他或她，但其实困住我们的不是别人，恰恰是我们自己。

当然是不为我们了解的那部分自己，那些童年铸就的人际关系模式和感受、亲密关系模式和感受，常常在无意识的导演中不断重复上演。一部分是我们需要活在自己熟悉的感受里，另一部分是希望终于有个人能够完成我们从来未了的心愿。

当小矛盾、大争吵不断发生时，僵持的关系、冷漠的态度变成处理关系问题的主旋律，男友一方面完成了你不断促成的事实——分手；另一方面，你说"可是心里很难过"，也许你期待一个人无论你怎样提分手他都会永远在那里不离不弃，因为你说"分手只是气话"。

爱情关系会激活很多藏在内心深处的感受，那些感受在普通人际关系里不会轻易被碰触到。从心理咨询的角度，它给了我们一个了解自己的可能，一个重建亲密关系的可能。

比如"是他先追求我的"，是自己需要对爱有确定感才能"越来越喜欢他"吗？当小矛盾来临的时候，想到分手而不是寻找解决之道，这是早年习得的处理方式吗？冷漠又是怎样变成生命不能承受之痛的？这种感受似曾相识吗？

如果你有兴趣，一扇扇大门等待着你去探索，而在这个过程里，爱因为了解而慈悲，因为接纳而重生。（咨询师：程江）

习得

心理学常用的一个概念，从字面理解就是"学习到"。不过，这种学习往往是一个人无意识之间得到的，同时又对人的一生有着持久的作用力。最有名的一个研究，叫做"习得性无助"，是美国心理学家塞利格曼1967年在研究动物时提出的。他用狗做了一项经典实验，起初把狗关在笼子里，只要蜂音器一响，就给予难受的电击，狗关在笼子里逃避不了电击，多次实验后，蜂音器一响，在给电击前，先把笼门打开，此时狗不但不逃，而是不等电击出现就先倒在地开始呻吟和颤抖，本来可以主动地逃避却绝望地等待痛苦的来临，这就是习得性无助。在人类的亲密关系中，也常常存在着同样的情况——当一个人从小到大的成长过程中，不断体验到面对矛盾冲突或困境时的无能为力，渐渐地就会放弃努力，不断选择放弃和逃离。

相爱容易相处难

我想咨询感情问题，我和我男朋友大学谈了三年恋爱，我们都很爱对方，这三年虽然会有很多摩擦，但是我们都知道对方的重要性。这三年我男朋友一直对我说我很没有上进心，这也是他对我最不满意的一点，我们因此争吵过，但是都重归于好。前几天他向我提分手，他的理由是和我在一起失去了自我，和我一起堕落，他不想这样。失去他我感到很痛苦，他和我说分手的这几天他觉得过得很轻松，他说他不是不爱了，是觉得我们这样下去没结果，毕业了也会分手。我很痛苦，每天吃不下睡不着，我该怎么办？

我很舍不得他，忍不住会要关心他，他似乎还和以前一样陪我聊天，只是少了情侣的亲密感，他说让我去找一个更好的男人，会过得比现在更好。

亲爱的，从你的来信看，他跟你分手的决心非常坚定，你要救活恋爱关系的胜算很小。此时的上上策，是赶紧救自己。

一个人成熟的过程，基本上就是学习放弃和放手的过程。我们一路会扔下很多东西：不合身的衣服，不再需要读的书，不适合自己的友谊……每扔下一件旧的，我们才得到一样新的：扔了幼儿园，我们才能进小学；扔了中小学，才能进大学；扔下大学，得到工作……每到某个阶段，生活一定会要求我们放下某样东西，不管我们愿不愿意。死命抓着旧东西不放手，我们就没法成长。而且，从长远看，那就是那个时候该发生在我们身上的最好的事。

当然，有些东西真的很难放，特别是感情，正因如此，其中也就有最大的学习。

让你最放不下的，好像是这三年来，你们"都很爱对方"；而他提出的分手理由，其实也把你扔进一个困境：分手是你不够好。分手后他如此乐活，也会加深你的痛——原来你对他没多大的价值。他安慰你的话，可能为你的自尊抹了一点点的止痛药：他也不够好，你值得找一个更好的。

但那不是疗伤的药。疗伤的药，是接纳心里所有的痛，而且从中找回全部的自尊和自爱。内心没有笃定的自尊和自爱，你跟对方"都很爱对方"，一定只是假象，其中一定混淆了爱和依赖。当依赖混进爱里，一方常常就会变成理所当然的索取，两人的关系就慢慢变得痛苦，分手反而是解脱。学会依靠自己找回自我吧。凤凰涅槃，是给像你这样的女孩的护身符。

另外，非常痛苦的时候，可以求助学校的心理咨询老师。不同的问题，需要找合适的人求助，这也是你需要学习的事。（咨询师：钟华）

依赖心理

是日常生活中较为常见的一种心理表现，其主要特征是在自立、自信、自主方面发展不成熟，过分地依附他人，遇事往往犹豫不决，缺乏自信，很难单独进行自己的计划或做自己的事，总是依赖他人为自己作出决策或指出方向。个体处于自己无法选择的关系状态之中，被迫做违心的事，虽然他也讨厌被迫行事的方式。健康的、平等的人际关系是具有选择性的，这种选择性能使人得到友爱及独立性。而只要存在着心理上的依赖性，就必然不会有选择，也就必然会有怨恨和痛苦。一旦你觉得需要别人，离不开别人，你便成了一个脆弱的人。也就是说，如果你所需要的人离开了你、变了心，那么你就感到被人抛弃，茫然不知所措，精神极为痛苦，甚至崩溃。依赖别人如父母、师长、领导、朋友等人，会把别人看得比自己重要，期待着别人的安抚与赞许，会自觉不自觉地迎合别人的意愿说话、做事，以取悦对方，而将自己置于依附的地位，这样就丧失了自我，事后会感到怨恨，心中不平，而不如此又感到内疚和不安。

婚姻的七年之痒

　　我已经结婚7年了，儿子6岁，老公很爱我，但是他的工作地点是在煤矿，而我从小是在城市长大的，我也不明白当初为什么那样选择。过了7年的婚姻生活，真的够了，太平淡了，太无趣了。我现在回娘家已经半年了，我在这里上班，自给自足，有我的朋友和生活圈子，过得很潇洒，也有些人羡慕我，经常和朋友去小聚、唱歌、喝酒，真的很开心。可是我老公的家人和老公总是希望我回去，要是不回去就离婚。并且我在这里有男朋友，男朋友对我很在乎，就是条件不如我老公，只有心里的安慰。当然还有其他的男人追求我，我现在好纠结，到底我该怎么样过。当初结婚是家人的意思，为了我以后着想，说到爱，我没有他多。我老公的确是个好男人，就是不懂我，我讨厌一成不变，而他喜欢平淡的生活，他性格也内向沉闷。唉！我身边的朋友结婚了都是一样在恋爱，过得很幸福，为什么我不能呢？

　　七年之痒，似乎是一个婚姻的魔咒，到了婚姻的第7个年头，都会有一些烦恼、一些困惑、一些变化。

　　在信中你提到婚姻生活的平淡无趣，自己过日子的潇洒、愉悦，如果在这两者之间进行选择，我想对你来说是很容易的。可是同时我也看到你的为难、长辈的压力、老公与男友的比较，还有最舍不得的儿子，当这些因素夹杂进来，现在的确是一道难题。"到底要怎么办呢？"我想这个问题你一定千千万万次地问过自己，也一定是千千万万次地没有答案。这样的情感纠葛，这样的选择叩问，让我觉得把本已为难的自己，逼迫得更加为难、更加困惑，不知所措。

"我也不明白当初为什么会和他结婚？"你在信里提出了这样的问题，似乎我也在信里看到一些答案，"老公很爱我""是个好男人""条件好"……我想这些可能是你和他结婚的一部分原因吧。

7年前你想嫁给一个条件好、爱自己的好男人，老公的条件达标，于是你们结婚了。可是7年之后，不再是这样了，你现在想嫁一个懂你、有生活情趣、性格外向开朗的男人，而老公恰恰不是。其实他没有变过，他还是原来那个他，只是你现在想嫁的条件变了，他不再符合你的条件。你当初嫁给的是条件好、老实、爱你的男人，但这些只是老公的一部分，也就是说你只嫁给了一部分你想要的他。7年了，慢慢地翻转，你也见到了他的其他部分。不懂你，没有情趣，这些都是你不想要的他的部分，于是很困惑很苦恼，不明白为什么，为什么他这样不解风情，为什么自己不能像别人一样婚姻甜蜜。可是，你并没有嫁给这一部分的他啊，又怎能强求呢。

其实婚姻也有它的三重门。第一重门，因为爱的浓烈激情，两个人如胶似漆，只要有爱情就可以地老天荒，只要有爱情就可以执手白头。与爱情里的他结婚，这一重婚姻甜蜜、浪漫、无所畏惧，让人感动，也让人痴迷。随着时间流走，激情褪去，两个人过起了小日子，柴米油盐，家常琐事，打磨着两个人的耐心。

第二重门，与他的习惯、他的家庭、他的背景结婚。这一场婚姻里，会很多摩擦，很多争执，也会慢慢磨合，逐渐默契。似乎情感慢慢由爱情向亲情转化，渐渐安稳、平淡，日子有些乏味了，两个人对于自己想要什么，婚姻是什么在悄无声息地思索着。

第三重门是与他这个人、他的价值观、他的追求、他的理想、他的生命理念、他的灵魂结婚。走到第三重的婚姻，会是一场灵魂爱恋，没有恋爱的热烈，却平和而深邃；没有生活上的相互照顾，却在一个眼神的交汇里彼此依存。

所谓的七年之痒，只是用另一种方式轻敲婚姻的门。你在哪一重，想去哪一重，不仅仅是婚姻，更是自我的状态。不管是走自己的心路，还是婚姻之路都是曲折又漫长的，你已经听见了敲门的声音，是继续走下去，还是停在这里，跟随自己的心，去看你想看的风景。（咨询师：王金婷）

情感倦怠

类似于职场倦怠，是一种情绪耗竭的状态。在这种状态下，人们常常怀疑自己最初的选择，怀疑关系存在的意义，感受不到激情与自我价值的实现等。事实上，真正需要调整和改变的不是关系，而是倦怠者本身。

不能孕育的我，是否该放弃深爱的他

我是一个快30岁的白领，一直在寻找属于自己的真爱，最近真的遇到了，他是非常优秀有魅力的男人，爱情很甜蜜。可是我却查出来患上了妇科内分泌疾病，需要终生治疗，并且导致不孕，以后求子的路将会非常艰辛。

对我自己而言，我已经接受了命运这样的安排，可是我却不知道该怎样告诉我的男友。他完全有条件再去寻找一个健康的伴侣，并且他非常喜欢小孩，我很害怕万一我一辈子都无法生育，即使他仍接受我，我们以后的生活也不会幸福。但是想到如果现在选择分开内心也是非常痛苦，可是我仍然希望能坦白地告诉他，要怎样让自己坚强？要怎样去作决定？

拥有甜蜜的爱情是一件多么幸福的事情，你经过漫长的等待，心愿成真，你是幸福的，爱与被爱着。

很遗憾，生活中总有不尽如人意之处，不孕于女人于家庭是个挫折和失望，面对是需要经历痛苦和考验的。

能理解到你对他深切的爱，虽然内心难过，但是更痛苦于不能给予他所喜爱的小孩。希望给予他所喜欢的，希望不给他带来失望。

但是，爱情究竟是什么呢，没法言说定义，它是一种状态，可以让相爱的人互相欣赏、相爱、承诺、陪伴、互相影响，彼此促进。

现实生活中，很多人把爱情和归宿混为一谈。我相信你也是追求真爱，所以才一直在等。如果我们追求的单纯是一种归宿，譬如婚姻家庭孩子，那正像你所说的，男友可以找个健康的女孩成家结婚繁衍后代，这与爱和幸福无关。

因为爱了，所以愿意在一起，会以合适的方式，给爱一个基地，让爱融合、蓬勃、发展、成熟。爱是根基，感恩爱所带来的一切欣喜，同时爱也让我们可以共同去面对困境，支持，包容，忍耐，努力。经历过风雨的爱情，会更加醇厚。

你的痛苦与纠结，在心理学里叫作"趋避冲突"——因为不愿去让对方因为不孕的现实而难过痛苦，更担心这个现实的结果会失去爱情。

但是你可知道，爱是成熟的健康的依赖，你俩深爱，你也需要让对方有机会跟你一起来为你俩的困境来面对和奋斗，展示弱势的情感需求——爱的支持和帮助，也是一种爱的自信——被爱的能力。

不孕这个事实，是你遇到的困难，是你们需要面对的困境，是相爱的两个人需要一起去承担和寻求解决方式的问题。其实现在科技很发达，不知道具体的妇科病情形如何，总之也不会是无路可走，也许孕育的概率比较低而已。《夫妻那些事》里面，演员陈冲就是被诊断几乎不可能生育才去抱养了孩子，但事实上后来她怀上了。还有很多的类似情形，试管婴儿也会是退而求其次的选择等。如果你俩愿意，抱养孩子也是一种可能性。

即便男友最后有客观的原因，选择了离开，但是你们都不会后悔，你们都为爱付出了努力，尊重对方的意愿和选择。

　　爱情，会带给你力量，会让你坚强，会给你勇气，会带你渡过难关。带着爱一起去面对，去行进，不管最后如何，你的爱之花一直盛放，永远属于你自己。（咨询师：林菲）

趋避冲突

　　又称正负冲突，是心理冲突的一种，指同一目标对于个体同时具有趋近和逃避的心态。这一目标可以满足人的某些需求，但同时又会构成某些威胁，既有吸引力又有排斥力，使人陷入进退两难的心理困境。人们越是接近希望达到的目标，想要达到这一目标的愿望也越强烈。同时，回避这一目标的愿望也相应增长，而且回避倾向随着目标的接近，其强烈程度的增长比接近的增长更快。

我该如何面对家庭暴力

我现在家庭不和睦，经常和老公吵架，老公会骂我打我。我属于内向型的女人，不想和他吵架，所以每次我都骂不还口、打不还手。结婚是双方家庭同意的，最初也是相互喜欢的，他家没有举行正式的婚礼，只是一家人吃了个饭。刚开始还是很好的，只是他太花心了，经常在外面找小三。前几个月又打了我一次，会经常骂我，从今年我们就一直冷战。他家有钱、我没有钱，我们之间真的差别太大。现在我们共同拥有的是家，但都不说一句话。他玩他的，我带我的孩子。我是不是太软弱了，他才会得寸进尺呢？请您帮我出出主意，我该怎么做？

在我们小的时候，为了能够和父母建立起紧密的联系，会不停地寻找父母需要的方式来得到他们的爱，因为他们是我们唯一的依靠。在这样的过程里，我们建立了自己的人际互动方式。在长大以后的亲密关系里，仍然保留和重复着这样的方式。

在这个过程里，我们也学会了处理自己不被欢迎的需要和感受，以各种可能的方式。例如，将自己无法处理的指向父母的愤怒，调转矛头指向自己，这也是抑郁情绪的来源之一；或者将这些愤怒以其他变形的方式释放出去，这些隐蔽的攻击方式也被称作被动攻击，例如表面服从，暗地敷衍、拖延、不予以合作。

我很想知道，你说"他家没有举行正式的婚礼""他经常找小三""打了我一次，会经常骂我"。你是生气和愤怒的，是吗？当你问我是不是太软弱了，你也是这样感觉自己的吗？生气又是如何变成软弱的呢？是否因为想要维护这个"共同拥有的家""相互喜欢"，所以才"骂不还口，打不还手？"那些不能正面表达的愤怒，又是怎么样被压抑，或者以怎么样的形式释放出去呢？

打骂人的一方常常是公认的施暴者，然而在另一面，也是因为他们不会以其他的方式处理自己的情绪，尤其是在关系中感到挫败的时候。如果试着从另一个角度去理解自己和老公，也许那些感受会有些不同。当然任何原因都不是暴力的借口，建议你寻找一切可能的支持，例如家人、朋友，一方面可以让心里的难过有个渠道倾诉，另一方面，也务必记得要保护好自己。（咨询师：程江）

挫折攻击理论

攻击行为的"挫折—攻击"理论是最早对攻击行为进行解释的心理学理论之一。公认的观点是："挫折总会导致某种形式的攻击行为"。所谓"挫折"是根据某种愿望进行有目的的行为时，由于内部或外部障碍，使欲求的满足受到阻碍。任何理论都不是为了给施虐者寻找借口，而是为了提供更多解决方案。事实上，家庭关系中施虐者与受虐者经常结伴而行，解决需要从双方的心理和行为干预同时入手。

我从童年就有被抛弃感

　　5年前，我认识了我的男朋友，这是我第一次恋爱，他是一个可嫁的人，但我始终没有心动的感觉。慢慢感觉这不是我期待中的爱情，于是经常闹分手。

　　后来我们渐渐不再联系，我又遇见了一个人，他让我心动，他说爱我，可是又拒绝继续发展，他说是他家里的原因，有婚事在身。知道这种情况后，我决定和他不联系。

　　我在8岁的时候弟弟降生，之前我是个特别依赖母亲的女孩，那夜他降生，我从此再没有在母亲身边睡过，感觉被母亲抛弃了。这次遇见那个我爱他、他也爱我的人，他没有说明具体的原因，可就是不能和我在一起，让我又有了那种被抛弃的感觉，我觉得全世界就只剩下我自己了，没有人在意我的难过或者悲伤。

　　我现在该怎么办？我不知道是该多给自己一些时间，慢慢等着自己好起来，还是就真的不和那个路遇的人联系了，断了自己的念想？之前和我男朋友恋爱的时候，我总觉得他不是让我心动的人，总幻想有那个人出现。后来觉得自己遇见了，可是他不能和我在一起。我觉得我的信仰没了，失去对爱情的希望了。

不知道有没有人留意过，婚姻里丈夫和自己的爸爸很相像，或者妻子和妈妈类似。有些女孩子总是寻找同一类的男性恋爱，比如数段恋爱都是有夫之妇，或者分手总是因为同一类原因。

其实这也不奇怪，从精神分析的角度，我们都是寻找和重复着早年和父母关系中的感受。不管那是幸福的，还是悲伤的。

在你的故事里，重复上演的是被抛弃的感觉，就像弟弟出生，感觉被母亲抛弃。遇到一个你爱他他也爱你的人，又有了被抛弃的感觉。

这两个不同的情境，让你有了相同的感受，那就是"全世界就只剩下自己，没人在意我的难过或悲伤"。

另一个重复也许是你和男友的关系，他是可嫁又无法心动的人，是又期待又害怕失望的。在一段关系里，却渴望和想象着另一种爱着和被爱的激情，这是另一个相似的主旋律吗？

小时候的你，也是在对父母期望的爱和被爱里失望，然后不敢希望了吗？那些爱着和被爱的激情渴望，在不能希望的关系，是否通过寻求其他途径或者他人来承载？

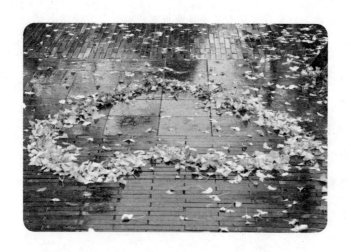

心理咨询的意义就在于，在咨询室里，亲密关系里的感受再一次被重复。但是这次，那些感受有了一个修正的可能。

比如，爱不再意味着总会被抛弃，激情可以有的放矢。这一切通过你不断地了解自己的渴望、恐惧，不断更深入地看到自己，不断地感受和咨询师关系中的自己，从而在现实中的亲密关系里也越来越自在。

然而很多时候深陷痛苦里的我们，只想知道"我该怎么办"。成长的另一个面向，是对痛苦的容纳。

知道方法的愿望是想要逃掉那个痛，看电影、逛街、吃东西也是想要逃掉那个痛，可它总是如影随形。试着把那些感受和女性朋友倾诉吧，你说8岁前依赖母亲，相信你有一些足够好的女性朋友。闺蜜带来的亲密感、彼此的支持和包容，能让那些痛苦有些依托和舒缓。

如果用一瓶水来比作自己，当别人满足我们渴望时，瓶里的水面会上升，我们会感到满足感增加；而当别人不再加水时，水面就会下降，我们感到不开心。但是，如果自己往瓶里加水的话，那增加的水是跑不掉的。这时，如果别人继续加水，那是锦上添花；如果不加，我们也不会匮乏。（咨询师：程江）

成人依恋

是指成人对其童年依恋经历的回忆和再现，以及当前对此依恋经历的评价。童年的依恋经历会在成长的过程中形成个体内部独有的心理工作模式或心理表征，它会影响到成年后亲密关系的建立、人际社会功能的表达以及人格功能和人格特质的形成。成人的依恋其实和儿童的依恋有很大的相同点。亲密关系不仅可能是儿时依恋类型的延续，同时，成人之后的亲密关系也是一个治愈依恋类型的大好机会。在很多的情侣中经常会出现各种各样的问题以及矛盾，一定的程度上都是由于儿童时期的依恋类型造成的。童年体验到"被抛弃感"的人，成年后在亲密关系中会出现"依赖——恐惧"的不安全依恋模式，因为害怕被抛弃，所以常常主动"抛弃"他人。

沉溺网聊的老公，到底还要不要

　　我和丈夫的婚姻出现危机，甚至有可能离婚，因为我始终对他没有信任。原因是在我们恋爱期间他背着我和我的好姐妹聊得火热，后来他还指导我姐妹在我面前演戏。翻看他的QQ聊天记录，很多半夜的，我顿时觉得受到欺骗，很愤怒。

　　后来又发现他有一个小号，全是夜店的女人，聊得很露骨，婚后也经常和女人聊天。半夜聊，不让我看，还经常被我发现他删记录，现在和男人聊天他也删记录。很多他要好的朋友，我都知道他们有外遇。他还说让我相信他，这种种行为，我无法相信他。

　　他连聊天都偷偷摸摸的，我只能认定他也有出轨。越不让我看我越要怀疑，做事坦荡的话，有必要删除记录吗？还要求我他不管做什么事，都不能过问不能多嘴。我无法忍受，孩子一岁多，但是内心强烈的恨意让我连孩子都不想要，只想快点结束这糟糕的婚姻，太折磨人太痛苦了。

　　从字里行间能充分感受你的痛苦与愤怒，每一次类似情况的发生可能都在提醒自己这痛与煎熬，可能有时连内心都会在呐喊，呐喊他对你的不公平。

生活还是有选择的。一种选择是维系婚姻，重复老的模式：怀疑、争吵、冷战、痛苦；一种选择是离婚，似乎这样可以彻底摆脱烦恼；还有一种选择，就是成长。

80、90后的夫妻，基本上都是独生子女，很多人从小习惯了被长辈们关心、照顾甚至是宠爱。在这样的氛围成长的一代人，会有很明显的特质，可能会更加有自我意识，懂得表现自己，为自己争取机会。

也有一些人，虽然生理年龄慢慢增加，但生活上习惯了被父母照顾，精神上习惯了依赖，现代各种通讯工具的盛行与便捷，对各种社交网站、游戏网站很容易投入其中而忽略真实的生活，出现虚拟人格状态。

而当他们进入婚姻时，也可能会缺乏责任感，不懂婚姻中如何沟通，更不懂得如何为"婚姻"这个账户存款，时间长了，账户透支越来越严重，直至破产。

我们步入婚姻时，常会带着一些幻想，希望对方是我们所期待的人，能带给我们一些重要的东西，比如爱、关心、包容、理解、安全感等。不知当初你结婚时，是如何选择了你的先生？

在已经发现他有一些你不希望看到的与其他女性的亲密联系后，仍然选择和他步入婚姻？我相信你和他的相处一定曾经有让你愉悦的时刻，那时你体验到了什么？是感受到了"爱""包容"或是"安全感"吗？是这些体验让你舍不下他，容忍他的行为而进入婚姻吗？

不管你当时的体验是什么，那很可能是你生活中曾经强烈渴望得到的吧。而在现在的婚姻中，这些渴望恐怕已经许久未曾满足了。

那么，下面的问题你要好好想一想了：你要的是"爱"，还是一定是"他的爱"？

人类有共同的渴望：我们都渴望被爱、被理解、被认可、被信任，感到安全、有价值感。小时候，我们的渴望多数从父母这里得到满足，也可能从老师、同学、朋友那里得到，长大后，又可以从领导、同事、伴侣、孩子处得到。

当渴望被满足时，我们会感到幸福、愉悦；当渴望不能被满足时，我们会感到饥渴、匮乏。在我们成长的过程中，有些人能学会慢慢自己满足自己的渴望；可是，也有一些人，他们忘记了，原来自己也是可以喂养自己的渴望的。

可能你要问：我要怎么做？恭喜你，当你能这样想时，你开始了成长！

或许你可以想想，当你做什么事情时，你会感到开心？可能是和闺蜜聊天、看一场电影、去做个SPA、旅行一下……那么，安排好时间，安排好孩子，去做吧！

你又会如何关照自己的情绪？让自己强烈的愤怒与痛苦有个出口？如果有专业人士的陪伴，这个历程会比较有支持性。

试试看，当你处理了自己的情绪，放下了对先生的期待，当你能让自己开心、开始爱自己、关照自己时，再去看看这段婚姻、这个男人，你的心情可会有不同？也许到那时再去评估自己的状态，选择婚姻的去留，会更加客观和理智。（咨询师：何丽华）

虚拟人格

　　指在网络的虚拟世界中刻意或无意地形成一个虚拟社区中的虚拟形象，形成一定的虚拟社区地位，并获得一定的虚拟社区评价。网络空间隐姓埋名非常容易，这将带来惊人的后果，既有好也有坏。人们可以利用计算机网络匿名讨论个人问题，在无人知晓的情况下收集有关性、疾病以及其他敏感话题的信息，因为没人知道他们是谁。他们也可以试验一种新的人格面貌。男人可以男扮女装，小孩可以假扮成年人。在实际生活中提出某种思想和想法之前，可以先将这些想法在网络中提出来征求意见。网络空间的自由和匿名也可能带来许多问题，比如过分的放肆和发泄等。虚拟人格的特点有身份的假定性、行为的去抑制性、角色的多重性和存在的依赖性。这些特点是部分已婚男性不断通过网络聊天寻求婚外刺激和心理补偿的原因之一。

妈妈不喜欢我的男朋友

我有一个男朋友，相处两年了，家里人也见过，但是都不太同意，最近又给我介绍了一个，让我去见了，我该怎么面对这件事啊？

我现在一说我男朋友好，家里人就觉得我向着他，因为这个我妈没少和我生气。我们两个在一起，他其实对我挺好的，但是有时候从某件事看来他有时候也让我很恼火。

第一次去我们家，他和我说给我爸买中华，结果买的是大云，我都和我妈吹牛吹了是中华了，虽然我们家不在乎这点东西，可是我妈心里有意见了。

我和他谈这件事，他有时候就会生气，旁边的朋友都觉得他是个特别疼女朋友的人，家里条件不能说特别好，但是也比较好。我问他怎么回事，他就说当时没钱，第一次去我们家，就弄成这样，他都没有意识到……哎，我知道家里人都是为了我好……我现在都不知道怎么办了，而且又多了个介绍的，实在是一团糟……

可以感觉到你现在很矛盾，一方面觉得现在的男朋友虽然细节上会与你有一些摩擦，但总体还是让你满意的。另一方面，你是多么努力地想要让自己和妈妈同时开心，想让妈妈和你对男朋友有一样的看法，觉得他也是不错的。

当你和妈妈有些不同的想法时，尤其是同时家人还在给你介绍男朋友，你在困扰之余也会对自己有些不确定，对吗？

例如，"他其实对我挺好的，但有时候也让我恼火"，"旁边的朋友都觉得他特别疼女朋友，第一次去我家就弄成这样。"也许你希望或者妈妈能和你的看法一样，或者你能和妈妈的看法一样，这样就不会面对"不同"带来的困扰了，是吗？

客体关系学派的玛格丽·马勒将孩童的心理发育过程分为共生、分离、个体化等过程。

共生阶段是指婴儿和母亲融合在一起，感觉类似于"好的就像一个人一样"。分离阶段是说当婴儿发展出一些自主性，想尝试着心理独立，他会试着通过短暂离开母亲的方式探索分离。

在这个过程里，如果妈妈能够适当地满足孩童的需要，孩子就会比较顺利地渡过分离阶段。如果妈妈想要和孩子亲近而舍不得和孩子分离，孩子就不得不留在共生阶段。尽可能地同时满足自己和妈妈两个人的需求。

在共生阶段，满足自己的需求而不顾妈妈，会让孩子觉得无助，害怕失去爱，甚至有背叛妈妈的感觉，而这些感受会让孩子产生相应的内疚感。用通俗的成人化表达方式，也就是我们常常会挂在嘴边的"好纠结"。

你现在正在经历的这件事，看似只是父母对你的男朋友、婚恋问题意见不统一，而其实背后更深层次，或者说比较本质的矛盾触发点在于你和你母亲的关系。

通常在碰到情感问题或者职业发展问题的时候，母亲和孩子的矛盾会凸现得比较明显。当然这也是一个机会，去重新经历分离，经历个体化的过程。

就像你来求助，那个内在的小孩挣扎着坚持自己的愿望和需要，在满足妈妈的愿望和需要当中，我相信你内在的力量，那个小女孩正想要经历成长。（咨询师：程江）

客体关系理论

是心理动力取向的人格发展理论，主张人类行为的动力源自寻求客体。客体关系理论是在精神分析的理论框架中探讨人际关系，更强调环境的影响。认为真正影响一个人精神发展过程的是在出生早期婴儿与父母的关系。此理论探讨的是婴儿与母亲的关系如何影响个体的精神结构以及个体如何成长起来，将人格发展的重心从俄狄浦斯情结转移到从出生到3岁的俄狄浦斯前期的冲突之上。

婚姻失败让我的人生陷入低谷

我前几年离婚了，当时是我在爸妈的要求下强迫自己提出的，心里老放不下这件事，非常自责对对方造成了伤害。

去年和一个女孩子谈婚论嫁，尽了最大努力结婚，最终还是分开了，而且心灵受到非常大的伤害，极大地影响了工作，一年多没有好好工作，人一直恍恍惚惚。现在恢复工作状态的时候，发现周围同事的工作能力比自己强多了，自己之前呼风唤雨，现在任人差遣，心态很难调节，整个人很不舒服，但又不知道怎么调节。

看到周围同学一个一个结婚了，心里很不是滋味，而且大部分有小孩了，而我什么都没有，心里着急得不得了，人整天很焦虑，工作也不知道做的东西会不会出事，害怕得要命，心态很不好，消极因素太多了，有什么办法调整吗？

看到你的来信，真心地感受到你的辛苦和无力。似乎你现在的生活，无论是工作还是婚姻，甚至是和父母的关系都不是很如意。

第一段婚姻给你带来了内疚和无奈感，对她感到深深的自责，这样的一种情感还没来得及处理好，马上又进入了第二段情感中。

本来打算就这样好好地过日子，所以便使出了全身的力气，想要再努力一把，把它经营好，只可惜最后的结局又不遂人意。婚姻和家庭的问题影响了工作状态，上班时浑浑噩噩，不在状态，自然也阻碍了你平日的工作表现。

从一个呼风唤雨、指挥他人的位置，滑落到任人差遣，心态的不平衡和不适应也在所难免。此时，身边同学的幸福生活，无疑对你来说是雪上加霜，让你心里有一种说不出的滋味。

其实啊，我们的工作和日常生活永远是没有办法很好地划分的，它们总是相互纠缠和联系。我们现在首先要做的不是为了顺应生活的变化而冲冲冲，也不是逆来顺受，有气无力地慢慢走，而是原地停下脚步，回头看。

看我们过往的这段经验，我们究竟在哪里跌倒了，两段爱情，无论长短，虽然都以失败告终，缅怀和难过的同时，是否我们也可以从中学习到一些什么。

婚姻的开始和结束会有它们一些的共性，有些可能与自身的价值、性格有关，而有些可能与我们的原生家庭有关，听你说第一段婚姻是在父母的强烈要求下结束的，其中蕴含着好多你的无奈和无力，这可能也是导致你日后对她怀有内疚的一个原因吧。

但在这些伤痛中，你又何尝不是受害者呢。必要时，你也可以和心理咨询师聊聊，一起讨论看看，我们只有把过去的经验总结好了，才算是对你与之前感情挫折有一个交代。只有把总结好的经验更好地运用和实践在下一段感情中，才算是使这么负性的事件发挥了它积极的作用，也让它变得有所值。

工作上的不顺心，所谓的心态不平衡，其实是因为你还站在原来的地方想好好的休整，或许就能和过去一样，甚至更好。这就像我们裁衣服，明明裁坏了，如果想要在裁坏的基础上修改，那只会越裁越不对劲，越裁越不合身。如果是这样，我们为何不放弃这块布，重新裁过呢。所以如果现在的职位有所下降，那不如就把这个当作一个新的开始、一块新布，重头再来一次。

大部分的人在进入企业的时候，也都是从最基础的做起，既然你曾经能走到呼风唤雨的位置，那证明你的能力还是有的。真正有能力的人，无论生活何时将其所得统统拿走，他依旧还可以靠自己的力量再次创造财富。

最后想要告诉你的是，婚姻就像是穿鞋子，漂亮没有用，合不合脚，舒不舒服，只有穿的人自己知道。你看到周围的同学朋友都结婚生子，这样就感觉他们似乎过得很好、很快乐，其实生活的质量也就只有自己知道。

所以对于别人拥有漂亮的鞋子，我们没有什么可羡慕的，只要找到合自己脚的鞋子，那便就是属于我们自己的幸福。（咨询师：邵儆颖）

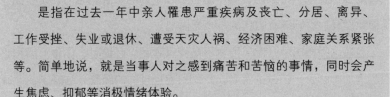

负性生活事件

是指在过去一年中亲人罹患严重疾病及丧亡、分居、离异、工作受挫、失业或退休、遭受天灾人祸、经济困难、家庭关系紧张等。简单地说，就是当事人对之感到痛苦和苦恼的事情，同时会产生焦虑、抑郁等消极情绪体验。

同样的事情对有的人来说是负性生活事件，而别的人可能没有感到痛苦、焦虑和抑郁，就不是负性生活事件。负性生活事件与抑郁等疾病的发病有较高的相关性。

我怀孕他出轨，有裂痕的婚姻如何继续

　　我丈夫对我一直很好，从不在外过夜，很少应酬，每天接送我上下班，对孩子也很上心，在别人看来是个完美的男人。但是他却在我怀孕生子期间长达一年半的时间出轨，都是利用上班时间，其间和很多女人暧昧。被我发现后，他立即承认了错误，并主动断了联系，解释说因为生理冲动和自己心理的不安分，但是没有动真感情，因为孩子我原谅了他。但是三个月后又被我发现他偷偷和其中一个还有联系，他解释说因为那个女人怀孕，他在处理。这些事对我打击非常大，虽然在他哀求和保证下我们没有离婚，但是让我对我们的婚姻完全没有了期待。

　　这事已经过了一年多，这期间他自己主动随时向我汇报行踪，钱都全部给我，自己只留几百备用，随时让我查他的手机电脑，甚至接受上班时间我对他的突击检查，对我和孩子比以前更好。但是我却越来越不肯信任他，经常和他吵架，忘不掉那些背叛，还有他对那些女人的甜言蜜语，怀疑他对我的感情，对他的好和付出也感受不到幸福，也再没有感动，总认为他会再出轨，每天都过得疑神疑鬼，但在家人和孩子面前我都假装若无其事，孩子看上去还算在幸福的家庭。

但是我自己心理压力很大，经常哭，不开心，情绪变化很大，我不知道应该怎么调节自己和怎样做到信任他？我还能再相信他么？出轨的男人真的可以改正么？我现在就是很迷茫，我不知道应该怎么样对他建立信任，我很矛盾，他对我好，我没有幸福感，他对我不好，我会更难受。我不了解人性，我不知道是不是真的知道错了就定会改正，以后不会再犯。

这种日子就像没有希望，让我一阵阵感到绝望，但是又想抓住曾经的幸福，我经常感到心里空空的，很恐惧，害怕自己今后的婚姻就这样不死不活的。我老公说，现在我们的不幸都是我造成的，因为不信任他，可是我不知道怎么做到再次信任，更不知道他还能不能信任，该如何建立信任。

看了你的来信，挺心疼你的。女人怀孕生孩子期间可能是女人一生对自己生理心理挑战最大的时期之一。身体的各种不适，以及对未来生活的种种担忧，要承担起养育一个新生命的重大责任和使命，再加上体内激素的作用，都足以让一个原本很平静甚至很快乐的女人变成一个特别多愁善感的人，甚至这段期间发生产前产后忧郁这种情绪病也不足为奇。

可想而知，在这样的一段特殊时期，作为亲密关系中重要的另一半，对于自己的全方位支持是多么重要。而若另一半在这个时期的缺席或出轨，对女人来说无异于在本来严峻的自身挑战上又大大加重了过关的难度。

你在辛苦孕育小生命，在经历女孩蜕变为女人的痛，你对先生的期待是什么？

先生在此期间却与其他女人纠缠，这对你来说，可能第一反应是打击，同时又会有困惑，不知这个以前很周到很体贴的男人怎么会对自己做出这样的事，而且是在自己这么特殊的时候，这又会有怨恨。想到以前的亲密种种，多年的感情，现在变成这样，又会有多么的难过。他虽然还在身边，虽然承认错误，但他在你心中可能已不是以前那个可以无条件信任和依赖的人了，在一起风雨携手多年，睡一觉醒来，却发现身边人已陌生。这种孤单无助又会让人多么心寒。

人生最难过的事，莫过于最亲密的人的背叛。本来是最安全的港湾，如今却带来这么大的伤害。也难怪你会对他怀疑，很难相信他。关键是，你对自己的"怀疑"还自责，似乎受了这么大的伤害，自己连怀疑、难过、委屈、气愤、痛苦的权利都没了。你必须快点好起来，不然就是对你们婚姻关系的"破坏"。亲爱的，有没有发现，你内心自己的空间已经很少很少了，不管是外界加予的，还是自己内心太混乱，是时

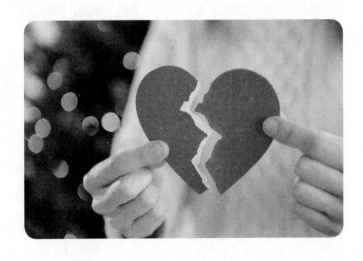

候让自己停下来，听听自己内心的声音了。

这么多的情绪你有机会对谁表达出来过吗？老公立即认错，可能一方面是他的确意识到自己做错了，但另一方面，也有可能堵住了你倾诉与宣泄的需要啊。

这么多年的感情了，你对你们这段婚姻是怎么看的呢？有什么美好的回忆和难得的记忆吗？

你的婚姻观又是怎样的呢？有什么样的底线？什么是可以原谅的，什么是很难接受的？什么是绝不能让步的？

你理想的婚姻又是怎样的？对关系的期待是什么？对孩子呢？对自己呢？就自己而言，什么是幸福的？——或者，自己值得获得幸福吗？

当然，一段关系出现问题，做错事的一方会很希望事情快点过去，一切都没发生，你们还和以前一样好。

你是我最爱的人，你捅了我一刀。你立即道歉，并且为我包扎。

"喂，我都知道错了，你就不要再作了。"

"你再作，就是不想再跟我好了。"

你捂着自己的伤口，觉得自己似乎也不应该，但同时又很委屈，不知为什么自己就是过不去，感觉自己像一个无理取闹的小孩。

这个世界很快。快速的伤害，也希望快速的原谅，快速的"正常"。但我们的心，骗不了。它过不去，它不愿意过去，表示它在此地还有需要。静下来，听一听它想要什么。

它需要的，有可能不是你告诉我你在外面处理得怎么样了，你有多焦头烂额，你的道歉，你的誓言。需要的，可能只是你也停下来，跟我一起听听，我的心，我们的心，它在说什么。而被破坏的信任，也不可能一蹴而就地修复，它同样需要慢慢地、一点点地重新建立，重建信

任的过程，也是你们婚姻步入下一个成熟阶段的过程。（咨询师：刘舶孜）

心理重建

　　主要指重大灾难性事件后，通过专业的心理干预、帮助当事人及其家属处理心理创伤、预防心理危机、重建心理和现实生活秩序的过程。创伤事件可能对个体产生终生的心理影响，因此，经历过灾难的人需要专业和及时的支持，婚姻中经历了重大危机变故的人也同样需要。人在遭遇重大失落与变故之后，大多会经过"震惊否认""生气愤怒""讨价还价""忧郁沮丧"和"接纳现实"等5个心理历程，婚姻经历重大危机事件（包括配偶外遇、离婚、丧偶等）之后的重建，也同样会经过这些心理历程。

一场无望无果的暗恋

　　我是一个什么都平凡的35岁女人，有女儿和不差的家庭，却爱上了女儿28岁的钢琴老师，被他的外形和才华深深吸引。他出身好，才华横溢，外形很棒，年轻，自知身份不对，他与我完全是两个世界。自知连伤心都是自作多情，可是难以自拔，该怎么办呢？我是属于中年妇女的寂寞使然吗？我很少看得上一个男人，自认为不花心，但是却很有文艺情怀。我好痛苦，知道他绝对不会多看我一眼，哪怕他有心，我也是舍不得家庭和孩子的。可是感情上又那么放不下，作茧自缚。

　　我看到过他的女朋友，和他好般配，是个很高瘦很清新的女生，是我喜欢的那种样子。可是我就是忍不住一直想着他，像小时候追星一样想知道他的任何消息，又痛苦又快乐，怎么办呢？甚至他和女友会让我自惭形秽。从小城市里长大，大学后来到上海工作的我，觉得他们长得那么好看，那么有品位，学那么高雅的专业，家庭出身那么好，我没有一样配得上啊。心里知道两个世界的鸿沟有多深，但这是理性，对感性的部分，我对自己失控了。

　　通过你的描述，我似乎能感受到一些自我贬低以及很想控制又控制不了自己情感的无奈、无力以及痛苦。

首先，我想说的是，爱是一种美丽的情感。异性之间的相互吸引，或是对优秀异性的青睐，都源于我们的生存本能，人类也因此得到繁衍和进化。所以对于自己产生这样的情感，我们可以积极地去看待它，接纳它，并可以尝试去理解这种情感，以及它背后的那些未被满足的需求。

对这个钢琴老师的向往，一开始可能是源于对他理想化的投射。也就是说，我们也许爱的只是我们眼中的这个男人，那个被自己理想化的幻象，而不是他真实的存在。对一个人有着如此强烈的向往的基础往往是：你并不真正地了解他。一旦你开始真正、真实地了解他，也许原来那样对他的向往就不复存在了。然而，去获得那些未被满足的部分的幻想却会依然存在着。

似乎你对他的爱，更多是出于对某些特质的爱，就如你描述的"上进，努力，勤奋，有责任心，很有才华"，这些是你老公身上也有的，吸引着你的部分；同时他也具有一些看似你老公或你自己身上所没有的："出身好，才华横溢，外形很棒，年轻"。

自恋，是每个人的需求，我们会通过做一些事情来满足自己这个部分的需要。但是，有些部分是我们没有办法通过自身的努力就能得以实现的（比如我们的出身，或是随着年龄增长逐渐衰退的身躯），我们可能会不自主地、无意识地将这些内在没有办法得到满足和实现的部分，去向外投射到别人身上，来得以实现这样的愿望。

比如说，通过和一个年轻的、家庭出身令自己满意的人结合，就好像自己获得了原来这些没有办法得到的部分。对获得这些部分的结合，成了自己的某种愿望，或者说幻想。这种结合的幻想可以给我们带来快乐和满足的感受，同时，当这种幻想在现实中受挫时，也就是自恋的需求受挫时，内心又会产生许多痛苦和自卑的感受。

所以，当我们被对方的某些特质强烈地吸引的时候，我们可以更多地回头去看看自己那些未被满足的需求。我们能做的，也许是保持一颗年轻的心，尽情地去绽放属于这个年龄的最美姿态；可以通过运动或是整体造型的调整来满足我们内心对美的需求。同时，对于个人的才华或是品位的提升，就去做那些让你觉得高雅或是有品位的事情吧，如自己去学习钢琴，而不是通过女儿来替自己实现这样的愿望。（咨询师：宋然）

心理投射

心理防御机制的一种，是指一个人将内在生命中的价值观与情感好恶影射到外在世界的人、事、物上的心理现象。现实生活中，我们有时误以为自己爱上了别人，其实真相很有可能只是发生了"投射性认同"。

走出失恋的7个阶段

> 我去年跟男友分手，这半年可真是心力交瘁。自己大部分闲下来的时间，总会想到他，有好有坏，更多的是批判他，这样自己心里会平衡点。可是越这样，越感觉自己掉进一个狭隘的洞里面。每次自己静下心来，会知道自己这是在假想，情绪在作怪。但之后还是会掉进这种狭隘里，很难受，总是反复……都不知道怎么办了。

从你的来信中可以感受到，虽然已经与男友分手有一段时间，但这段感情依然困扰着你，这段时间你对这段感情也进行了反思和总结。你在来信中说"自己大部分闲下来的时间，总会想到他，有好有坏，更多的是批判他，这样自己心里会平衡点"，对于自己喜欢的人，总是难以割舍的，如果我们试图把对方想象成为一个不好的、让自己难以接受的人，这样就可以比较容易地离开他了吧。

与恋人分手后，我想你一定很痛苦，通常人们失恋后，都会经历几个阶段的变化，下面我们对这些阶段进行一一解读：

1. 震惊与混乱

当失恋突然袭来的时候，恋人们会感觉"地动山摇"，内心充满焦虑和负面的想象。生活处于一片混乱之中，焦虑和无助主宰了一切，原有的安全感和幸福感荡然无存。

解读：失恋不是一切的终结。尽管生活发生了改变，但并不是失去了一切，你还有朋友和家人，将来的生活还很漫长。尽量让自己的生活回到规律的作息时间。

2. 痛苦与否认

失恋后，你会感觉非常痛苦，或者以泪洗面，或者痛不欲生，不愿意承认恋爱的失败，这似乎意味着人生的失败。否认是不接受这样的失败，也不接受生活的改变。否认在某种程度上能使人回避重大的痛苦。

解读：失恋意味着否定了过去的情感，而未来生活中的不确定，这些都让人痛苦而难以接受，没有人能准备好接受这一打击，给自己一段时间，可以寻求家人和朋友的帮助。

3. 纠缠与挽回

这个阶段你总是在留与不留中纠结，任何一个理由都成为抓住对方的借口，这只是否认后唯一能够付诸实施的行动，即使这样的纠缠对自己造成伤害，但是除了纠缠，还能做什么呢？

解读：要相信能够真正挽回的感情是建立在理性的沟通层面上，不惜牺牲自尊换来的感情是难以维持长久的。建议在这期间多与他人进行交流，参加一些社交活动。

4. 愤怒与攻击

当恋人转身离去，你会有被人背叛的感觉，这使人觉得自己的付出毫无价值，感觉非常愤怒，最爱的人转眼成为了最恨的人，优点全成为缺点，如何恨他都不为过。更有甚者，会实施报复，攻击他人。

解读："被分手"时，愤怒是正常的，这种情绪下会萌生出各种想法，恨不得将他毁灭，以解心头之恨。但如果将情绪付诸行动，则会给双方带来不良后果。我们可以采取一些无伤害的方式，如写一封信，在信里痛斥对方，再把信撕个粉碎，扔到垃圾桶里，以泄心头之愤。或者学习一些放松的方法，缓解负面的情绪。

5. 哀伤与抑郁

经历过狂风暴雨后，外部世界没有被我们左右，这时候我们选择退缩回自己的世界，在这里是最安全的。不由自主地回忆过去而流泪，自我放纵而无节制，没有人指责你，也没有人心疼你，谁在乎呢？整个天空弥漫着忧伤的气氛。

解读：当我们不能左右外部世界，更容易倾向于否认它的存在，封闭在自己的世界里，而不必受他人的干扰。为了重新找回内心的力量，这个自我封闭的阶段是必不可少的。我们可以给自己一个期限，在这个时间内休养生息，过后要重新回到生活的轨道。

6. 反思与装不在意

你开始去思考：分手到底是什么原因？是你做错了什么？还是他不值得你爱？你们之间到底出了什么问题？真的无法再接受吗？或许有的问题没有答案，但是你开始去思考并从身边去寻求答案。

或许装作不在意最能让自己轻松自由，没有了牵挂，没有了束缚，让自己满负荷运转。有时候你会想，没有他也一样可以过好。当然这是一闪而过的想法，接下来你会把自己的时间表排得更满，穿梭在一个个的活动中。

解读：虽然已经是结束的感情，但是也有必要弄明白过去究竟发生了什么事。要反思的是在这段亲密关系中，自己是如何处理与对方的关系与矛盾的，遇到问题时，采用何种方法解决问题的？在你今后的人生中，这些思考都有助于你建立良好的关系。

7. 接受与开始新生活

你逐渐开始接受分手的事实了，已经不再念念不忘过去，生活开始发生了变化，有了新的生活习惯，结交新的朋友，虽然偶尔还会想到他，但不会再对你的生活有影响。你可能很惊奇没有他生活竟然可以一样美好，甚至有了新的魅力，不过，生活原本就是这样，有的人是路人，有的人注定要陪伴你终老。

解读：经过漫长的康复，终于可以开始新的生活了，开始在一些事情上重新投入精力：工作，朋友，还有那个新的他。过去不只带给我们伤痛，同时也留给我们欢乐和经验。

恋爱是甜蜜的，然而我们的生活充满了各种遗憾，有遗憾生命才真实。不管是怎么样，失恋总是让人伤心难过，会让人痛得撕心裂肺，但生活还要继续，这就是真实的人生。（咨询师：唐薇）

否认机制

一种最原始最简单的心理防御机制，指无意识地拒绝承认那些不愉快的现实以保护自我。作为一种不成熟的防御机制，常常出现在年幼或人格成熟度不够的人身上。另外，健康成人在经历重大变故后也通常会有一个阶段使用其进行自我保护和调节，只要能顺利过渡到下一个阶段，就属于正常心理反应。心理防御机制是指个体面临挫折或冲突的紧张情境时，在其内部心理活动中具有的自觉或不自觉地解脱烦恼，减轻内心不安，以恢复心理平衡与稳定的一种适应性倾向。心理防御机制积极的意义在于能够使主体在遭受困难与挫折后减轻或免除精神压力，恢复心理平衡，甚至激发主体的主观能动性，激励主体以顽强的毅力克服困难，战胜挫折；消极的意义在于使主体可能因压力的缓解而自足，或出现退缩甚至恐惧而导致心理疾病。

糟糕婚姻关系里的一线光明

从小就在一个几乎要破裂的家庭中成长，让我对婚姻及男人失去信心，更重要的是成为一个完全不自信的人。正因为没有自信，学习和工作上一波三折，家庭和婚姻更让我即将崩溃，我在苦苦地挣扎着，谁来拯救我，我知道有人会说只有自己救自己。曾经想过要一了百了，可那是多么不负责任的行为呀！可我现在真的快要撑不住了。我是得了抑郁症了吗？

因为自卑，和一个完全不懂自己的人结婚了，自认为不论家庭、学历、工作都远不及自己的这样一个人，让我活得越来越自卑，觉得别人都比自己强，想想恨不得钻进地缝里，不想和任何人说起婚姻，生怕一说出来别人看笑话，想离婚可孩子怎么办？这样的家庭中长大的孩子不又会出现和自己一样的心理问题了吗？这些问题从不敢和任何人探讨，怕别人当笑话，能帮帮我吗？

阅读你的来信，让我有一种深深的沉重感。你的信虽然不长，但每一句话甚至每一个字，都清清楚楚的透露着你前半生的经历，让人心疼的经历。我想这大概是为什么在读你来信时，会有一种揪心的难受。你是花了多大的勇气，作了多少思想斗争，才能写出这样的一段文字啊！

　　不过当读到你说"曾经想过要一了百了，可那是多么不负责任的行为呀！"我又有了一丝的欣喜和安慰。即便生活那么的艰苦，可你还是在缝隙中找到了生存的力量，那多么值得为自己鼓掌啊！

　　心理学是由西方传入中国的科学，由于在中国发展的时间尚短，所以很多人对心理咨询还不是很了解。再加上中国的传统思想和文化，大多数的人会受"家丑不可外扬""凡事自己消化""大事化小，小事化了"等观念的影响，导致我们经常独自承受，背负着过多、过大的压力。而这些压力就像毒气一样，慢慢地扩散，最终影响我们的情绪、婚姻、工作、生活、人际等方方面面。

　　你说你在一个几乎要破裂的家庭中成长，对婚姻和男人没有信心，更重要的是这样的经历让你变得没有自信，找不到自己的定位和价值，逐渐在生活中迷失了方向。能写出这样的话，证明你有很不错的自我觉察能力。你大概知道什么影响了你，但却不是很清楚它们是怎么对你产生影响的，更加不知道自己该做些什么来改变这样的困境。

　　如果身边没有可以聊这些话题的适合朋友，如果害怕说了之后，别人会当你是个笑话，那就找一位咨询师聊聊吧。这一次，让我们轻轻地重新回到受伤的时候，温柔地重新走一遍那条曾经让你失望让你害怕的路。

　　这一次，你不再是孤军奋战，你有我们的陪伴。让我们在安全的环境下，好好看看那破碎的家庭是怎么影响你的，好好感受一下你又是如何从破碎的家庭、痛苦的经历中获得成长的能量的。当你可以看清楚自己，情绪就一定会有变化，也就有了看清楚婚姻的能力，更加有了可以经营好婚姻的能力。

这个丈夫现在看上去好像有很多的"配不上"，但当初之所以会和他结婚并有了属于你们的结晶，我想也一定有你的原因，而这个原因不只是简单的因为自卑而找的他吧，他的存在，应该多少也能满足到你的一些心理需求。

至于孩子，良好的家庭环境可能可以为孩子带来一条健康成长的捷径，但这也不是必然。在你所谓的"这样的家庭"中成长，也不表示他就一定会有心理问题。我们要相信，他一定也有自己的能量和适应能力，因为他有一个坚强而又聪明的妈妈。当我们自己的状态和心态调整好了，身边无论是孩子，还是丈夫、朋友、一事一物，就都会产生变化。无论何时，无论何种处境，要相信，你永远有选择和改变的能力！

（咨询师：邵傀颖）

自卑情结

是阿德勒个体心理学的重要概念，指以一个人认为自己的能力或自己的环境和天赋不如别人的自卑观念为核心的潜意识欲望、情感所组成的一种复杂心理。同时，自卑情结也指一个人由于不能或不愿进行奋斗而形成的文饰作用。自卑情结是由婴幼儿时期的无能状态和对别人的依赖而引起的，所以阿德勒认为这是人类共同具有的，既是驱使人成为优越的力量，又是反复失败的结果。

我想告别剩女季

我是一个很乐观积极的人，但是有个缺点就是害羞内敛、不擅跟人打交道。最近有个心理困扰与日俱增，就是我的恋爱婚姻问题。因为一直忙于工作学习，加上朋友圈小，不擅表达内心，一直没有很正式地谈过恋爱。

现在妈妈对我已经从急切的催促到无奈的接受了，可是我自己却不知道怎么改变现状，也许性格已经形成，我被动害羞又追求完美，不擅表达又性格木讷，平时又不爱打扮，长得又不漂亮，我真担心自己就一辈子单着了。我该怎么办？

亲，那些乐观积极可能是你的自我工具，是为了适应生活习得的能力。而害羞内敛、不擅长跟人打交道，是更内在的部分。这些部分在跟人泛泛之交时不太被触及，但当我们想要与人发展亲密关系时，这一部分完全无法忽略。

人际关系，可以粗略分成同心圆的三大圈，最外圈是泛泛之交，路人；往里第一个圈，是"不得不"待在一起的同学、同事、上司；再往里，是关系更深的朋友；而最最里圈，是我们的亲密关系——父母、恋人、孩子。在不同的人际圈内，我们会展现不同的自我层面。外围的那

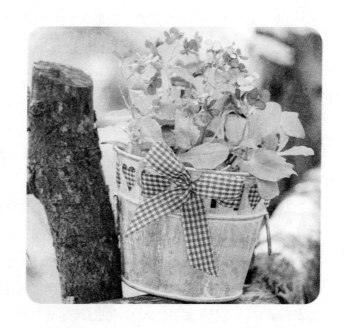

个圈，我们常常自感应付得还不错——情绪控制得当，社交技巧应对得体；即便碰上应付得出糗的，也不会太上心——路人而已嘛。但是，谈恋爱，确实是很莫名又吓人的另一件事！

说起来，早恋其实是件好事。青春期时，身心开始发育，爱开始萌动——如果顺势的话，就像鸟儿随风展翅——就开始"恋爱"了。教育制度的确限制了身心自然的规律，导致大多数人错过了恋爱关键期。更麻烦的是，受教育越多，我们更习惯用头脑和技巧来处理事情，副作用就是：越发不知道怎么恋爱了——恋爱是动情的事，不是策划方案、编程或者答题就可以弄出来的，所以，能拿它怎么办呢？

你列举出了自己身上好多不利于恋爱的特点，这很好啊！因为这比做白日梦，等着某天某白马王子突然天降——爱上了你，已经清醒和成熟多了。

你该怎么办？有用、有效的办法是：不找借口，一一修改自我版本啊！

因为没有谈过恋爱，心里难免会有不安和害怕，不过，不要把那些"深刻的"检讨当作不敢冒险的借口。试着将恋爱当作一个美丽的冒险吧。

恋爱是很美的事，你得先让自己美起来，把身心调整到恋爱的状态才行得通。不爱打扮、不漂亮还性格木讷——你看，你都先放弃自己了，就不要说你很想恋爱了。

我们每个人最里面的那个圈都是需要有人的，孤老终身，肯定是抱憾的事。恋爱——值得你冒险，值得你花功夫修改、升级你的自我版本。那个"有人爱的我"，会是怎么样的呢？把自己升级到那个版本去。我知道，有些女孩是从换一个发型开始的，有些是从换身新style的衣服开始的……老师不知道你喜欢从哪里开始，但只要你开始了——就好！（咨询师：钟华）

自我概念

人本主义心理学家罗杰斯认为，自我是一个有组织的结构，是一个不断改变的结构。自我概念比真实自我对个体的行为及人格有更为重要的作用，因为它是个体自我知觉的体系与认识自己的方式。从社会心理学角度看，自我有5个层面，即物质自我、心理自我、社会自我、理想自我和反思自我。社会自我是处于社会关系、社会身份与社会资格中的自我，即个体扮演的社会角色，是自我概念的核心，是社会如何看待个体同时被个体意识到的层面。理想自我是个体期待自己是怎样的人，即在其理想中，"我"该是怎样的人。理想自我与现实自我的差距往往是个体行动的重要原因。

我爱上了"大叔"怎么办

我爱上了一个大我8岁的男人，但是父母不同意。他30岁，我22岁。父母不同意是因为年龄差距，还有他的工作，我也不敢豁出去，因为我还在上学，还在等着以后安排工作，但是心里特别想嫁给他。

我现在不知道为什么，就想结婚了。我的心理怎么了？心里缺爱了，从小父母给的爱很少，我是奶奶看大的，心里想的就想嫁个比我大好几岁的。我没和他接触几天，刚开始就是短信联系，后来见了两次面。

心里就是喜欢的不行，我都不了解他，我们在不同地方，本来都不联系了，最近又联系上了，几个月了我都忘不了他。每天都想，做不了决定，又忘不了，我对年龄不在乎，他没有承诺，他知道家人不同意后他让我听家人的话。我该怎么做？

看起来你真是陷入一个纠结、矛盾、挣扎甚至有些混乱的状态。你体验到一种你自己都不能理解的强烈情感，对这个"大你8岁的他"深深地迷恋，却好像又有很多顾虑和冲突。

你提到的信息也很多，在这种时候，可能我们不是慌乱武断地判断

"我怎么做"，而是静下心来看一看"我心里到底是怎么想"。

你很迷恋他，这种感觉溢于言表，这种感觉本身很迷人，让人有些陶醉，但还是想温柔地提醒你这种迷恋还称不上是爱情。

迷恋是一种感觉，怦然心动、欲罢不能，这种感觉发生得很快，充满了投射。你不了解他，只是一些短信的往来，见了两次面，但可能你早已将很多美好的品质放到这个人身上，这就叫投射。

他是不是真如你所想的那样，这需要时间来慢慢检验。当然这种感觉也有点"自我中心"，你感觉到美好、甜蜜，于是你想要得到更多，可以不管不顾，开始憧憬和幻想着结婚，想"嫁给他"，只想牢牢抓住这种感觉。

当然，这并没有什么不对，只是需要换个角度再多看看，对方怎么想，对你的感受是怎样的呢？你对年龄不在乎，他没有承诺，是不是他没有那么迷恋你呢。同样，你的迷恋也有消逝的时候。

真正的爱至少包含激情、亲密和承诺三个部分，需要时间经营和培养，是一门需要学习的艺术，也确实需要双方都付出努力并克服困难。他是不是那个你真正想要去付出努力、学习如何去爱的人呢？他是不是有可能也会愿意付出努力并作出承诺，跟你一起克服年龄和地域的差异呢？

如果你的答案是肯定的，那开始一段恋情的尝试又有何妨呢。如果你的答案是否定，那可能你得再思考一下，你真正渴望的是什么呢？

你对自己的心理也作了一些分析，怀疑自己是不是"缺爱了"，小时候没有跟父母一起长大，让你觉得你就想找一个年龄大几岁的男人结婚。那听起来，你很渴望得到一些关爱和照顾，像个"小女孩"想找一个你可以依赖的对象，弥补未完成的恋父情结。

我们缺少的东西，就会格外想要，这是无可厚非的。但要知道，依赖有时候也是有代价的，一个"小女孩"会被照顾，但也可能不自由，对吧？你没有具体去描述"他"到底是什么样的，但我想一个30岁的男人相对于你的同龄人来说更加温柔成稳，懂得宽容和体谅，更有人生阅历，更能填补你"爱"的需要，他也可能乐于扮演这个"照顾者"角色。

但人的需求总是多方面的，如果他是一个成熟的男性，那除了愿意照顾一个小女孩外，可能也需要一位成熟独立的女性能与他相知，甚至可能也需要被照顾。你准备好做一个成熟的女性吗？

这些问题的答案只有你自己知道。认真想想，然后去作出选择。那些年龄、工作、地域的问题是在你作出选择后再考虑的问题。

你22岁，还在上学，无论你做什么样的选择，作为一名咨询师我都建议你认真考虑下你的工作选择，为自己创造一份好生活，充实自己，让自己变得更加熟。这样，你选择发展这段关系，你们在感情里会更匹配，也更有资本克服现实的困难；你决心发展别的关系，则有机会吸引更多的合适对象。（咨询师：李恒）

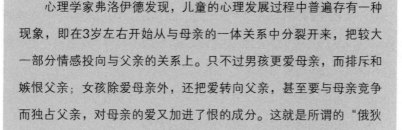

恋父情结

　　心理学家弗洛伊德发现，儿童的心理发展过程中普遍存有一种现象，即在3岁左右开始从与母亲的一体关系中分裂开来，把较大一部分情感投向与父亲的关系上。只不过男孩更爱母亲，而排斥和嫉恨父亲；女孩除爱母亲外，还把爱转向父亲，甚至要与母亲竞争而独占父亲，对母亲的爱又加进了恨的成分。这就是所谓的"俄狄浦斯情结"和"埃勒克特拉情结"。父亲作为儿童早期心理发展上起独特作用的角色，他是拆散母婴结合体的建设性分裂者，鼓励并支持了儿童的独立和自由，有利于个性的发展。他是儿子学习男子汉气质的楷模，也是女儿形成女性气质的引导者、支持者和认可者，对儿童性别角色的分化具有很大作用。假如女孩在成长过程中父爱缺失，成年后就往往会将对父亲的情感渴望转移到"大叔"身上，以补偿童年的缺失。

人到中年的婚内冷战

　　我结婚近20年了，孩子正上高中，我们是自由恋爱，如果不是这个基础，我肯定早要离婚了，每天听抱怨实在是太烦心了，甚至有痛苦感。我老公是个做事认真细致的人，对人对己都严。而我是个随和的人，不计较生活细节。过去忙工作忙孩子两人分歧不明显，现在他在单位做档案工作上下班有规律，我在部门当负责人忙碌一些。早晚见面和周末在家时，老公他大事小事唠叨不停，从吃饭洗脸到开车出行，他都在不停地对我和孩子指责抱怨。

　　自从3年前，我父亲生病来京，老公因和我妈关系不好就表现不热情，没买过菜没陪他们吃顿饭。去年我又偶然发现了他和女同事发的无数关心问候信息，让我心寒到极点。冷战了一个月后生活继续。感情好时还觉得幸福，可有矛盾时就有想离婚的念头，而且每月都有这么一阵子冷战。过去我忙外他持家，现在他说家务不想做，孩子不愿接，出门时也不让我挽胳膊，说不要显亲热。

　　他个人和家庭条件都不如我，但这么多年我一直迁就他，家里钱也给他管。但这3年，我们就各花各的工资了，孩子上学钱我出，家里水电他付。除了去年的信息，目前我找不到他出轨的证据，但这些信息伤我很重，让我对他产生怀疑。他目前的言行是有什么问题？这婚姻该如何继续？

在你的字里行间，我看到的是一颗伤痕累累的心，被你坚强地包裹起来，然后深吸一口气，继续挺直身板去面对人生。很勇敢，却也很不容易。勇敢在于，你在目前失去丈夫的支持下，一个人面对工作、家庭（孩子和父母）、夫妻关系的各种挑战和重担，你面对了，也承担了，让生活能够继续。不容易在于，其实在这之中你是很痛苦的，你对丈夫是愤怒的，是失望的，是心寒的，你需要人呵护，需要丈夫的爱。

然而，通过冷战——你打包起一切，打算重新开始（继续生活）——无论在你们的关系上，还是在你自己的感受上，仿佛切割开来，形成一个个断层，连续不起来。那又如何能继续呢？

冷战看起来，是在去年因为看到你丈夫和其他人的短信后发生的。但事实上，夫妻间的问题是一直都存在的。

你老公"认真细致，待人待己都严厉"，而你"比较随和，不计较细节"。这种个性差异，没有好坏，可在一起确实是会造成很多矛盾和困难，但由于之前双方生活的忙碌，你们并没有真正去协调处理过这种差异，而一旦产生矛盾的机会变多了，你们的处理方式和互动是：你老公抱怨指责，你烦不胜烦；矛盾只是一再显现，并没有得到协调。

你老公和你母亲关系不好，不热情甚至没有承担一点陪伴责任，这件事肯定对你们彼此的影响也很大，但是似乎也没有看到你们真正去处理这个问题。

当发现那些短信时，你所积蓄起来的负面情绪到了一个顶点："心寒到极点"——之后是一个月的冷战。

你说最让你受伤的是那些短信，但我更觉得，那是一个你可以抓得住的问题，似乎如果确定丈夫是出轨了，那么就能帮你下结论。但如果真的是出轨，你就这样甘心了吗？如果确实没有其他证据，你就可以放心了吗?

　　你对婚姻已经失望到再三考虑离婚的地步了，你老公也已经开始越来越不承担家庭责任了，你们的财务已经分开，你们走在一起也已经很难靠在一块儿——这种情况下，你们用"每月都有这么一阵子的冷战"，却没有看到任何对问题的处理，甚至连问题在哪里都彼此不清楚。

　　我不知道这些冷战是谁发起的，也或许你们两个都采取了这种方式：回避问题，回避沟通。

　　婚姻是两个原来彼此完全不认识的人，在一起紧贴着生活。产生矛盾是必然的，而矛盾的开始或许只是单纯的事件：生活琐事的习惯不同，但时间久了，来自各方面的压力让这些琐事变得越来越复杂，沉淀下来的不满情绪也已经让问题蒙上了厚厚的灰尘——看到的表面垃圾是昨天掉的一团纸屑，挖下去最下面的或许是十年前的一摊油——捡起纸屑又如何能擦得干净？但如果连纸屑都不曾捡起，只是用布盖上，那么日月积累，这个房间怕是难以住人了。在回避了问题的同时，也回避了两个人各自了解对方真实的需要，甚至回避了自己对这段婚姻的真实需要。

　　问题没有解决，生活正在妥协。

　　你说到，"我们是自由恋爱，如果不是这个基础，我肯定早要离婚了"；"这么多年来我一直迁就他"。在内心里，你对这段婚姻，对你的丈夫，还是有那么一点期待的。

　　那如果要打算改变，又要从哪里开始呢？

　　先从打破冷战开始。冷战是用无声的方式在表达对对方的愤怒甚至敌意，心理学上称为"被动攻击"。既然如此，何不将其变成有声的表达。可以是争吵，可以是谈话，但重点在于：表达自己的需要。把内心的郁结和想法说出来，这样才能知道自己要什么。

接着是倾听。一开始的表达可能是白热化的，说了，但是对方未必会听到。这还不是沟通。当情绪抒发得差不多的时候，就要尝试让自己静下心来，听听对方的想法究竟是什么。这里面或许有误会，或许有自己从来没想到过的事，但是至少可以慢慢发现真正的问题在哪里。

找到问题以后，才有解决的可能。解决，不是任其发展堆叠负面情绪，而是找到彼此能接受的方法，彼此包容地前行。

无论结果如何，这个过程对你来说，一定是有意义的。（咨询师：高圆圆）

被动攻击

不成熟的心理防御机制之一，指通过被动的、受虐的或把冲动转向自己的防御方式而表达对别人的攻击行为，因此这种表达是间接的，非即刻显效的。冷战是家庭中常见的被动攻击行为之一。

前女友和我最好的朋友在一起了

我刚大学毕业，和前任女友是大三在一起的，是我提分手的，因为我们经常吵架。分手以后20天没联系，我又回去找她想复合，但是她坚决要分手，我们就一直这样纠缠不清了差不多三个月，其间我一直放不下，她是放下了，不喜欢我了，因为我放不下来，所以还会和她吵架。

有一次吵架吵得很厉害，我甚至跪下来，她很坚决，我们很多次吵架都吵得闹得很大，甚至搞到要以死相威胁，她受不了就甩了我两巴掌。自从这个晚上我就觉得要放手，我们就断绝联系了，可是我也还没放下她。我坚信时间能让我好起来，但就在我还没放下她，但是却慢慢好起来的时候，被我发现我最好的朋友和她在一起了！

我真的无法接受这个事实，我最好的朋友一直在帮助我们两个调节，现在竟然和她一起了，还瞒了我一个月多了，当没事发生和我相处。我很相信我这个朋友，也和他很好，这两人我都是真心以待，他们却这样对我，尤其我现在无法放下过去，我无法理解为什么前女友可以这么潇洒就放下两年多的感情？还有他们两个怎么可以这样狠狠伤害我？我现在很痛苦。

在读你这段文字时我会感到气似乎都要接不上了，有时气息节奏紊乱，有时读完一句话时似乎胸中氧气即将耗尽，不得不深深吸一口气。我猜这也许就是你在写这封信时及这段时间来的体验：焦急、痛苦、挣扎、气都要透不过来了。

当我们气都透不过来时，本能会带着我们去寻找氧气，如果是在水下我们会拼命往水上游，如果是在密闭空间我们会拼命寻找通风口，如果遇见大火我们会拼命寻找生路逃离火场。

可是，我们往往也会急而出错，本应往水上游却拼命抱住身边最近的人，哪怕他未必会游泳，可抓住身边的人似乎能让自己得到获救的机会；或者在密闭空间中大喊大叫、哭哭啼啼、无谓地消耗氧气；又或者在火场原地挖洞以期躲过大火，却被困在原地错过逃生良机……

女友之于你，像是生活的氧气吗？似乎有了她，才有痛快呼吸的可能吗？你与她这段时间来的纠缠，像是上面的哪种情况呢？

爱，真的非常重要，能满足我们内心最深的渴望。当有爱的足够滋养时，我们如处在森林氧吧，可以痛快酣畅地呼吸，全身的细胞都活过来了。

而爱，真的是一门学问，不只要被爱，也要会爱人；不仅是得到爱，也要能给予爱；不仅是能从生活中的点滴体会到爱，也要有能力以对方愿意接受的方式给予爱。否则，只不过是打着爱的名义，却行的是情感索取的行为，被不断索取的这位，总有一天会感到匮乏，连自己似乎都没能力去爱了，又如何去爱他人呢？

如果你的前女友和你的好友，能在情感上彼此慰藉，又是单身的状况，他们在一起，无可厚非，你并没有干涉的立场。我猜他们在一起的本意也并不是伤害你，很可能只是能彼此给予滋养而感到舒畅。他们也并不需要为你的放不下负责任，那是你自己的功课。你的行为、你的情绪、你的观点、你的期待、你的渴望，统统都要由你自己来负责任，你也要为你的爱与被爱负起责任。

从哪里开始呢？

你可以继续选择做受害者，为了自己所经验到的痛苦而对他们满腔不满，痛苦辗转。或者，这也可能会是个机会，锻炼自己能力的机会：让自己在落水时有能力游向水面，在密闭空间时有能力探索发现，在火场时机敏果敢，所有这些能力都能帮助你寻找到——最珍贵的氧气。

你打算选择哪个？（咨询师：何丽华）

自我中心

　　用于描述儿童6、7岁以前心理特点的一个概念。在心理发展的初期，自我和外部世界还没有明确分化开来。婴儿把每一件事情都与自己的身体关联起来，好像自己就是宇宙的中心一样。也就是说，婴幼儿只能根据自己的需要和感情去判断和理解事物、情境、同人的关系等，而完全不能采取别人的观点，不去注意别人的意图，不会从别人的角度去看问题，同样不能按事物本身的规律和特点去看问题。心理发育正常的人，在7岁左右可以完成去自我中心化，而心理发育受阻者，则有可能一直停留在自我中心之中，甚至成年后出现人格障碍。自我中心是自恋型人格障碍的典型特征之一，此类障碍者的爱就像是幼儿的爱，不成熟的爱，需要加以调整。

从懵懂的爱情到走入困境的婚姻

> 我和老公是初中同学，高中时候谈的恋爱，一直到高中毕业都是吵吵闹闹，还大打出手过，导致高考我们都没有进入理想的学校。我的家人后来就一直很反对，大学我们偷偷在一起，异地恋爱了两年，但关系一直是吵吵闹闹的。后来，我受不了这种状态，这时候又有别人对我非常好，于是我选择了别人，但是相处一段时间发现还是放不下就又回到他身边，但关系并没有变好。
>
> 毕业后我去了国外，其间交过一些男友。回国后我开始相亲，但突然发现还是放不下，就求他又回到他身边，并坦白了之前的事情。虽然他说接受，可是经常拿这些把柄刺激我，我一直忍着，以为结婚稳定了就会好，可是结婚后，依然如故。在结婚几个月后，我发现他在出差的时候召妓，他解释说是因为心里不平衡，让我原谅。我试着继续和他生活在一起，但我们的争吵越来越多，为一点小事都会打架。现在我很想离婚，可他不同意。我该怎么办？

看了你的来信，感觉仿佛看到了这一路走来的情感经历，喜忧参半，爱恨杂糅，让人印象深刻，最深深打动的就是那三个字：放不下。

是啊，你们之间，有那么多剪不断理不清的放不下——

放不下，一起经历着从年幼无知的小孩子，到初生懵懂情怀的少男少女；

放不下，初恋的生涩诱惑和吵吵闹闹的亲密情感；

放不下，共同以为的真挚感情导致双双远离了理想的大学之门；

放不下，顶着家人反对的压力偷偷地两城相恋；

放不下，几经周折兜兜转转又在一起的情谊；

太多的一起，太多的情感，太多的曾经，太多的自己……舍不得忘，舍不得放。

仿佛过去的自己已经和这个人、这段情融合在了一起，怎么可能放得下呢。现在的这个自己正是由过去一步一步堆积起来了，如果放了，那么自己呢，很担心没有曾经的支撑现在的这个人还是自己吗？甚至会恐惧，恐惧放了过去，自己就一起被放逐了，消失殆尽。

另一个人卷入你的生命，混合着，融合着，已经难分彼此。似乎他俨然成了生命的见证者，甚至是一部分。爱吗？爱的，爱初恋的美好，爱叛逆时异地恋的坚持，也爱能执手走进婚姻的感动。痛吗？痛的，痛少不经事错过的理想大学，痛吵吵闹闹的内心纠结，更痛婚姻里的不被接纳，讽刺伤害。这些爱是你的爱，痛也是你的痛，但是它们都不是你，不是完整的你，全部的你。那么什么才是你呢？或者你又是谁呢？

站在这里，此时此刻，回头去看那些过去的你，纠缠着，不甘着，折磨着，解不开，放不下，于是一直停留在那个过不去的过去。能试着去理解和接纳一下过去的你吗？理解那时候自己的懵懂好奇，有点无知但又勇敢地去恋爱；理解那时候自己的叛逆纯真，家人反对、地域遥远都阻挡不了的热恋；理解自己那时候真的很在乎他，很难忘怀，愿意放低姿态求一份爱；理解自己那时候对婚姻的美好憧憬，对安稳幸福的期望；理解自己被伤害的刺痛，对婚姻的怀疑，对未来的茫然……当你能够理解和接纳过去的你，过去才可能真的过去，而你才可能活在现在，活在此时此刻，活出真正的你。

过去的无力和无奈，因为不能重新来过，而现在的清晰有力，是因为你可以选择，此刻你的生活由你选择。

一念执着，放得下的过去才算真正的过去。（咨询师：王金婷）

此时此刻

格式塔疗法的主要理念之一，认为人应该将精神集中在现实的生活与感受当中，而不要对过去的事情念念不忘。人的许多焦虑都产生于不能正确对待以往生活向当前生活的过渡，以逃避现实的做法来处理个人生活中的种种挑战和压力。这严重阻碍了一个人的健康成长。除了"此时此刻"，没有东西是存在的。因为往者已矣，来者则尚未来临，只有现在才是最重要的，所以重要的是充分学习、认识、感受当前这一刻，留恋过去就是在逃避体验现在。

对许多人而言，"现在"这股力量已丧失。他们不知把握此时此刻，却把精力虚掷于感叹过去所犯的错误，苦思冥想该如何改变生活，抑或虚掷精力于未来无止境的抉择与计划中。当他们把精力投向追忆过去或冥想未来时，"现在"的力量便消失无踪。从格式塔疗法的角度来看，"是什么"和"如何"，远比"为什么"有意义得多。

不要让牺牲变成以爱为名的伤害

我丈夫在我怀孕6个月时有了外遇，直到现在没有回过家。我怕孩子有性格方面的缺失，就搬回姥姥家，同姥姥姥爷在一起居住，至少有家的感觉，姥爷又是男性，可能会对孩子有所帮助。可是最近，在一次音乐课上，孩子在上课期间，突然情绪低落，吵着要回家找姥爷，我这才意识到周围都是爸爸妈妈带着孩子上课，连她的好朋友这次也是爸爸带着。

我们没有离婚，孩子他也没有关心过，只是我每次哄孩子爸爸很忙，他在外地上班挣钱，这是爸爸给你买的好吃的。但在孩子内心我不知道应该怎么保护她，怎样给她足够的安全感。她爸提出离婚了，但我考虑到孩子，不想让孩子成为单亲。现在孩子3岁，我们各自过各自的，平常他只要给孩子关爱，为了孩子我什么都无所谓，到孩子成人后再说，我这样做对吗？

从你的文字当中，我感受到了一种牺牲："一切为了孩子，我无所谓"，我真的无所谓吗？所有的苦、所有的委屈都由我来背，孩子，只要你好就可以，即使妈妈不开心，你也要开心。试问，妈妈不开心，孩子能真的开心吗？孩子其实是最能感知到母亲的情绪的，同时孩子对母亲的爱和忠诚又是那么纯真和盲目。所以,希望孩子好,最重要的是先释放自己的情绪,让自己过得舒心。

当父母为孩子过度付出,过度牺牲自己的时候,往往同时赋予了孩子一种爱的压力,这或许是对孩子的另外一种伤害,在爱的名义下的伤害。"我为你牺牲了这么多,你怎么可以不听我的话?我都是为了你好啊!"而当孩子想要有自己的意愿却违抗了父母的意愿时,便会有种负疚感。父母为自己牺牲了这么多,自己是否也要为父母作出牺牲呢?这种负疚感背后有着被爱所控制的愤怒,并伴随无力感。而过度牺牲,也有可能是"拖累症"的表现。

爸爸妈妈和孩子,在家庭里的相互关系的位置,一般来说会是一个三角形。爸爸妈妈两个人之间关系的那条边如果断了,其实和另外两条边(也就是爸爸和孩子、妈妈和孩子)是没什么关系的。爸爸还是孩子的爸爸,妈妈也还是孩子的妈妈。对于孩子来说,她只需要知道爸爸和妈妈都是爱着她的,她是安全的,她接下来会是和谁在一起生活就够了。至于爸爸妈妈之间在发生着什么,其实是和她无关的。爸爸妈妈不需要去和孩子解释他们之间发生的事情,只需让孩子明白,父母之间的事情和她没有一点儿关系都没有,所以没有必要告诉她。

很多孩子对于父母关系很焦虑,是因为孩子不知道那其实和自己无关,而常常归咎于自己,觉得是自己不好,才导致父母关系不好,所以尝试去做协调者,或是站在某一方予以支持。这样孩子便会背上一些不属于自己的角色,比如去做父母关系的协调者,或母亲的同伙,或父亲的同伙,或母亲的男人,或父亲的女人等。这些角色常常会影响孩子去真正地成为他/她自己。

孩子的心里一半是爸爸,一半是妈妈,不论哪一方不好,都等于自己不好。如果这个爸爸不能做到常常给到孩子关爱，也许你能做的是，尽量在孩子内心给她塑造一个好爸爸的形象，给她说说爸爸的故事、爸爸的优秀、爸爸对她的爱和思念。另外，就像你已经在做的，尽量多让孩子接触年长的男性，如姥爷、男老师等，孩子心中男性的典范不可缺少。

　　我们有着很好的意愿，希望能给孩子提供一个尽可能完美的成长环境，但现实生活常常会给我们很多的功课去面对。当不能给孩子一个完整家庭的时候，有些家长可能会内疚和自责，对此我想说的是，其实我们每个人，都只能为自己活着。我们每个人都处在各自的家族系统当中，承受着我们背后的原生家庭的影响，孩子也是。一方面，我们可以去哀悼那些我们所不能的；另一方面，我们可以尝试去看清楚那些原生家庭给我们带来的影响，这样我们或许就可以多一种选择。（咨询师：宋然）

拖累症

　　美国心理学家汉姆菲特博士认为，拖累症（codependency）可被定义为"对人、行为、事物的沉溺"，是指希望通过控制外在的人、事、物来控制内在的情感，"控制"或"失控"是他们生活的全部重心。当一个拖累症患者的沉溺对象是另一个人时，他们之间就形成一种复杂的相互依赖关系。拖累症患者会因为太受另一个人的羁绊，以至于他的自我、个人价值——严重地受到钳制，甚至可能因为他人的个性和问题而把自我完全抹杀了。拖累症的特征是——

　　1. 受一种或一种以上不可抗拒的强迫行为驱使。

　　2. 受缚于原生家庭而倍感痛苦。

3. 自我评价和成熟度通常很低。

4. 认定自己的快乐取决于他人。

5. 对他人有过度的责任感。

6. 处理依赖与独立的关系时，表现得不稳定、缺乏平衡，与伴侣或亲友之间的关系较为混乱。

7. 善于否认和压抑。

8. 对于他们无法改变的事情忧心忡忡，想尽一切办法试图改变它。

9. 生活非常极端。

10. 无法放弃不断寻找生命中欠缺或失去的东西的愿望。

第五篇

旧困扰，心答案

心理咨询工作中，咨询师常常遇到这样一些来访者：他们常年被身体的疼痛折磨，然而临床检查却一切"正常"，没有任何器质性病变；他们有着一些多年难改的行为"痼疾"，连自己都不理解自己；他们很想了解自己，却苦于无从入手……走入咨询室，常常是一段奇妙旅程的开始，因为，心理学提供了一个新的通道，让他们从旧的困扰直达自我的内心。

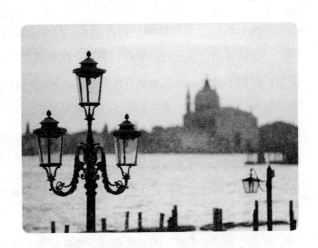

身体不舒服，或许是心理"生病"了

> 妈妈总是感觉她胸口和背之间痛，我们已经排除了病理上的原因，医生建议我们看看心理医生，妈妈反应迟钝，多疑，易怒，请问我们有必要带妈妈看心理医生吗？

你提到妈妈总是感觉胸口和背部之间疼痛，已排除了病理上的原因，并在情绪上反应迟钝，多疑，易怒。医生建议你们带妈妈去看心理医生，而你不确定心理医生是否能帮助妈妈解决问题，是这样吗？

首先，我想和你沟通一个概念，那就是我们的身体与心灵间的紧密程度远大于我们的想象。我们都知道，身体如果不舒服，心情也好不到哪里去，例如病人的情绪总是随着病痛而起伏不定，因为当我们身体不适的时候，对情绪的掌控能力也会降低——身体的感受会直接被表达出来，这说明身体的状态能对心灵造成很大的影响。

但反过来呢？心灵又在多大程度上影响着我们的身体感受呢？答案是很大程度——根据美国一项长程社会调查显示，去医院就诊的病人，至少有50%的人应该去做心理咨询。也就是说，很多人的病症与他的心理状态脱不开关系，也就是心理学上所说的"心身症"。

精神分析理论认为，我们潜意识中压抑的能量有4个层次的表达方式：

1. 最高级表达方式是语言，通过语言清楚地描述自己隐藏和压抑那部分能量与情感。

2. 次一级的方式是通过情绪和感受来表达，比如通过愤怒、悲伤等。

3. 再次一级通过行为来表达，比如通过不停地吃东西或者抽烟来控制自己的焦虑。

4. 最低级也是最广泛的方式，是通过身体的病症来表达，例如老人家的胸腔疼痛。

也就是说，我们中的大多人通过生病、通过身体的痛苦来表达我们内心深处的很多能量，能用语言清晰表达潜意识感受的人很少，而通过情绪和行为来释放则容易很多，至于生病，人人都会。

在临床心理学中，把胸腔视为我们情绪的中心，我们情绪的产生和表达都通过胸腔来完成。我们的各种感觉在这里集中、扩大和转换，来自于腹部的各种原始情绪在这里被加工、改变，最后被处理。当整个胸腔疼痛的时候，也代表着有太多的情绪被堆积在这里，无法得到顺利地释放。

就像我们传统医学的经典观点：不通则痛。情绪的淤堵也是一种不通，同样会造成身体的各种不适，比如疼痛。而这种不适，很多时候无法查出明显的器质性问题，所以现代医学难以下手的原因也在这里。

在传统医学的系统观点中，胸腔是心和肺所藏之处——心主神明，肺主决断。这部分的淤堵也会影响到心和肺的功能，从而影响到你妈妈的情绪，比如敏感多疑，和肺的能量不足有一定关系，而反应迟钝，可以视为神明受阻。

如果我们可以系统地去看待一个病症，我们就有更多的视角去了解

它。建议你可以带妈妈去就近的心理机构做进一步的咨询。（咨询师：宋然）

心身症

即心身疾病，又称精神生理反应，就是以躯体疾病或以躯体的原因为发病的起因，但由于病人具有一定的性格缺陷，在发病后，引起以焦虑、忧郁为主的强烈的精神心理因素作用，促使原有症状恶化和复杂化，造成恶性循环，久久不愈，而经过以精神治疗为主，辅以躯体治疗后，可获得缓解或好转的一组疾病。简言之，心身症就是那些主要受心理精神因素影响的躯体疾病。心身症的疾病种类很多，几乎涉及临床各科的许多疾病。

我为什么完全做不到断舍离

> 任何东西，不管是大件的昂贵的，还是小件的不值钱的，只要我拥有过就不想扔掉。有些代表着回忆，仅仅是摆设，一点用都没有，有些可以被替代，根本没有留着的必要，但就是舍不得扔掉。有时狠心丢到垃圾袋了，在最后一刻又捡回来了。好苦恼！衣服也一样，好多衣服根本不会穿，但就是舍不得扔，这是种什么心态呢？该怎么说服自己呢？

看上去，你似乎有个习惯，对于曾经拥有过的东西都不舍得扔掉。正如你所说，其实每一件物品，无论有用或者没用，可以替代或不可被替代，它们都具有一定的意义，它们象征着回忆，也见证着你每一个阶段的成长。

我想你所说的不舍得扔旧东西的心理，其实可能是想要纪念过去的一种心态。它可能是一段美好的回忆，你不愿忘记，也有可能是一段糟糕的经历，你久久不能放下。理智上你知道，这些东西好多都没有用，也没有必要，但情感上却有割舍不掉的情义，难怪你会狠心地丢到垃圾袋，但在最后一刻却又捡回来了。

其实，如果这样的收集和保存，对你本身的生活并没有太大的影响的话，那我们当然可以保留。但如果说它们的存在或者某些东西的存在，影响了你的生活，比方说，这些旧物的存在占据了你很多空间，以至于你连正常的生活空间都不够，都受到影响，或者说，某些东西的存在勾起了你很多负面的回忆，而使得你驻足，无法向前看，那这个时候，可能是我们需要思考，看看是否需要处理了。

其实很多时候，所谓的处理，并不一定针对处理这个物件，而是处理对这个物件的情绪性记忆，记忆虽然不能删除，但我们却有能力给它们赋上新的意义。比方说，有好多衣服，你可能以后都不会穿了，也不能穿了，但这些衣服却伴随你度过童年，或者某些特殊的时期，扔掉又觉得可惜了，那我们可以选择把它们捐赠给一些有需要的人。我们把我们不需要的东西给了其他更需要这些东西的人，其实是一种帮助，这个举动就会给这些曾经给你留下珍贵记忆的物件赋予了新的意义，它们见证了你的一次新的成长和感悟，也是你对这些物件留恋的新的延续。

（咨询师：邵儌颖）

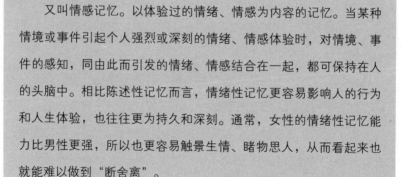

情绪性记忆

又叫情感记忆。以体验过的情绪、情感为内容的记忆。当某种情境或事件引起个人强烈或深刻的情绪、情感体验时，对情境、事件的感知，同由此而引发的情绪、情感结合在一起，都可保持在人的头脑中。相比陈述性记忆而言，情绪性记忆更容易影响人的行为和人生体验，也往往更为持久和深刻。通常，女性的情绪性记忆能力比男性更强，所以也更容易触景生情、睹物思人，从而看起来也就能难以做到"断舍离"。

为什么我的身心不自由

有人说我是"精神不自由",这是什么意思呢?我该怎样去克服呢?另外如果想扩展阅读一些这方面的书,有什么推荐的吗?

下面是具体发生的事情:一天我带孩子准备上楼,孩子要自己按楼道密码,正在那时,从门内出来一个中年男人,他说让一下,于是我带孩子给他让了点位置,足够他过去了,但他继续说让一下,我又让,这时我还是很客气地说"好的,好的"。

但这人第三次让我让的时候我有点不明白了,我为了给他让地方,已经彻底从门后面出来了,那门是向外开的,门打开后密码按键就被门挡住了,此时这个人做了个动作让我有些恼火,他把门彻底打开并推到最大固定住了,然后扬长而去!我不客气地说了声……然后把门关上重新让孩子按密码,我老公在旁边看了这一幕,说我是不会做人。我问了一个朋友,她说我是精神不自由,开门的人是控制型的,而我感觉到被控制,我听了也觉得有道理,这种情况我该如何去改善或者改变呢?

阅读你的来信,感觉你似乎很在意别人对你的看法,别人为什么说你"精神不自由",具体缘由可能只有他本人才能解释清楚了,但你似乎很介意和重视这个说法，这又是为什么呢？你听到这几个字时是什么感受？有什么想法呢？

继续阅读你的来信，才发现这个看起来很大的主题原来与近期你与他人发生的一次小冲突有关。这个冲突通过你细致的描述非常生动地呈现了出来，尽管你通篇只用了"有些恼火"来表达你当时的心情，但那一让再让以及对方"夸张"的动作，似乎都在表达你当时如何从一丝不快迅速升级到相当恼火的，伴随这情绪是否还有"这门又不是你家开的，凭什么要我一让再让？把门推开固定是什么意思，向我示威指责我吗？太霸道太不讲理了……"等之类的想法？如果有，那当时你的情绪就更复杂了，可能甚至包含被冒犯和被迫让步的屈辱感……

这些都是那么快速而悄然地在发生，你都可能来不及意识到，更让你郁闷的还在后面，你的遭遇并未得到丈夫的安慰、支持和朋友的理解，丈夫反而责怪您"不会做人"——意即不够大度还是不懂见人见机行事？反正是你不对或处理不佳，你在邻居那受的气加上在丈夫那收到的批评，在朋友那也没得到理解和支持，你继续被分析成"精神不自由"。对，确实是"不自由"，因为你的情绪无法得到自由地表达和接纳，一肚子委屈和恼怒最后成为你来信的动力。因为这些情绪不被允许，但它们又真实存在让人难受，所以你想找到方法"克服"它们！

看到这里，你的心情有波动吗？对于你的提问，我想现在也许你能看到你真正想要的是如何摆脱那些让你不快的想法和感受，对此，我可以给一些建议。首先情绪是越想摆脱会越纠缠你的，对待它最好的办法就是觉察并且学会接纳，另外我们的情绪往往会受到想法和行为的推动，尝试去觉察那些可能存在偏差的消极念头。

比如"他就是在和我作对"，可能不过是他以为敞开门人多走起来更方便而已，"你不该这么小气小题大做"也可以换成"每个人都会有因为一些原因介怀的时候"，你也可以再尝试跟你丈夫和朋友述说你的委屈和不满，而不仅仅是企图让他们评理。当然听听你喜欢的音乐或任何可以让你开心的习惯做法也可以尝试，所有这些方法中最重要的就是从觉察情绪（情感和思绪）开始，这部分你可以通过阅读《正念疗法》等相关心理学书籍来进行自我指导。

最后，我想说如果你真的想让自己未来能更加身心自由，那你可能需要花上一些时间和精力，通过一些途径如心理咨询去进行内在的自我探索，去了解在这次的冲突中除了当时可能很多人都会有的不快之外，那些久久萦绕的感觉从何而来？你那些下意识的评判来自你怎样的经验？全然地了解和接纳自我，也许才是最终的自由之道。（咨询师：钟慎）

正念

就是觉照，同时它也意味着深入地观察，是"为了观察某个对象而深入其中"。当我们完全地觉知并深入地观察某个对象的时候，能观和所观的界限就逐渐地消失了，能观和所观成为一体。这是东方禅观的本质。

正念在二十世纪七八十年代被介绍到西方，为心理学界所注意，由乔·卡巴金等学者介绍和科学研究，渐渐改良和整合为当代心理治疗中最重要的概念和技术之一（mindfulness），并因此诞生了正念减压疗法（MBSR）、辩证行为疗法（DBT）、接受实现疗法（ACT）、正念认知疗法（MBCT）等当代著名心理疗法。

正念的练习和正念的广泛运用，包括正念在焦虑、抑郁、疼痛情况下的运用，同时包括如何创造性地运用正念在婚恋亲密关系、亲子关系、衰老、死亡等方面。目前已有越来越多国家将正念引入本国的各个领域，林紫心理机构作为中国最早引入正念培训的专业机构，近些年来已帮助数以万计的个人学会通过正念的方法改善情绪、睡眠、亲子关系等问题，效果明显而持久。

我是不是得了抑郁症

　　我今年30岁了，人们常说男人三十而立，但是很长时间以来，我总是感觉精神恍惚，注意力不集中。很在意他人看法，做事患得患失，犹豫不决。害怕被人嘲讽，很容易情绪失控。我是不是得了抑郁症？我应该怎么办？

　　根据你的描述，看上去好像有些和抑郁的情绪类似。一般来说，有抑郁情形的人会感觉反应迟钝，或者记忆力、注意力减退，学习或工作能力下降，犹豫不决，什么事都不想干，对自己评价低，甚至自责自罪。你提到容易情绪失控，不知道是会突然难过痛哭，还是会控制不住地烦躁、生气呢？因为这两者牵涉不同的情绪种类。我先提供一些常见的诊断标准供你参考，以方便你进行下一步的计划。

　　CCMD—3（中国精神障碍分类与诊断标准第3版）抑郁发作诊断标准：

　　（1）兴趣丧失、无愉快感；

　　（2）精力减退或疲乏感；

　　（3）精神运动性迟滞或激越；

　　（4）自我评价过低、自责，或有内疚感；

　　（5）联想困难或自觉思考能力下降；

（6）反复出现想死的念头或有自杀、自伤行为；

（7）睡眠障碍，如失眠、早醒或睡眠过多；

（8）食欲降低或体重明显减轻；

（9）性欲减退。

确诊必须有至少4项符合，而且要参考发作的时长。所以，如果你觉得有需要，建议可以去正规医院进行专业诊断。

有些人并不愿意去就医，一方面他们觉得去精神卫生中心或是看心理治疗科就是得了精神病，会被人耻笑；另一方面他们觉得可以通过自己的努力来调节。其实这两个观点都是对常见负面情绪的误解。各类的情绪病被称为心理感冒，是很常见的，既然是感冒就要去医院看病和开药，而不是单纯靠自己的调整就可以改善。

所以，根据你的描述建议你先去医院诊断，药物治疗和心理治疗都会对各种情绪调节起到作用。（咨询师：李滢）

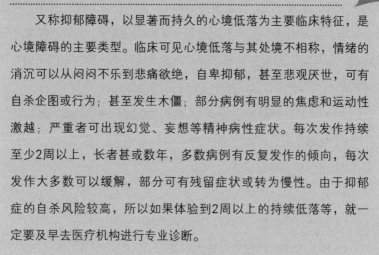

抑郁症

又称抑郁障碍，以显著而持久的心境低落为主要临床特征，是心境障碍的主要类型。临床可见心境低落与其处境不相称，情绪的消沉可以从闷闷不乐到悲痛欲绝，自卑抑郁，甚至悲观厌世，可有自杀企图或行为；甚至发生木僵；部分病例有明显的焦虑和运动性激越；严重者可出现幻觉、妄想等精神病性症状。每次发作持续至少2周以上，长者甚或数年，多数病例有反复发作的倾向，每次发作大多数可以缓解，部分可有残留症状或转为慢性。由于抑郁症的自杀风险较高，所以如果体验到2周以上的持续低落等，就一定要及早去医疗机构进行专业诊断。

爸爸，想说爱你不容易

　　我是一个28岁的单身女性，我从小到大一直生活在充满争吵的家庭中，爸爸脾气不好，又固执又倔强，有时候和妈妈吵架会打妈妈，妈妈为了我一直没有离婚。在我上高中的时候爸爸又和一个口碑不好的女人在一起，妈妈接受不了，离开家乡到外地上班，我大学毕业后和妈妈在一个城市上班（老家也确实没有适合我的工作）。爸爸妈妈虽然现在每天也通电话，但是我们娘俩只有春节在家待10多天。爸爸这些年每天三顿喝白酒，谁说都不听，最近喝酒出现了幻觉，有点神志不清了，腿脚也不利落，今年才50多岁。两年前也摔过一次，脑外伤，什么都不知道，半个月后清醒了，当时我妈和我回家照顾的，后来妈妈带爸爸来到我们上班的城市看病，大夫说不能再喝酒，看完病爸爸就非要回老家，在我们这他是不喝酒了，但是回老家又喝，还和那女的鬼混。我目前纠结的是爸爸身体这样，很需要有人照顾，但是妈妈不愿意回家照顾，现在她心情也很不好，而且这些年妈妈因为总生气身体也不好，总看病。我是独生子女，我不知道该怎么办，虽然爸爸这样但我不忍心不管，而且爸爸也是爱我的。现在爸爸想到我们娘俩这来了，但是我们考虑接到我们这来，就他的状态要是再喝酒出现幻觉我们也照顾不了；我想雇人在老家照顾，爸爸估计也不能同意。我该怎么办？

通过来信能感觉到你现在的两难处境。从现实层面来讲父亲的身体状况需要人来照顾，但谁来照顾、如何照顾又是无法确定的，似乎好像不管哪一个方案都不稳妥。从情感层面来讲，会感到你一方面觉得是自己的爸爸，应该去照顾他；另一方面对他曾经的、现在的做法似乎不能接受。我想你的内心也很挣扎，爸爸脾气坏、和妈妈吵架、和别的女人在一起、无节制地喝酒（酒精依赖），这些与你心里那个"好爸爸"的角色相距甚远，难免会有些气愤、埋怨和不接受，但你也提到"虽然爸爸这样也不忍心不管"，你的心底对爸爸的关心和爱依然很浓烈。你的问题"我该怎么办？"让我感觉到你更想问询的是：我该怎么平衡内心对父亲的情感，如何面对自己这份既拒绝他又想亲近他的爱。当问题从具体的解决方案落回到自己内心的波动时，会降低一部分现实的焦虑感，让自己能安静地平复下来，从心看待。

照顾父亲这件事同时会带来另一种压力，作为独生子女，面对父母日渐衰老而引发的焦虑和恐惧。父亲身体不好需要人照顾，母亲近来也总看病，自己以前认为可以依靠、给自己庇护的人，现在却如此虚弱，自己该怎么办呢？似乎生活又丢来了一个大难题，自己要强大起来，要独立，要照顾他们，对于这样新的课题难免会觉得不知所措，甚至对未来有些担心害怕。但我相信，这也提醒了我们，要慢慢地去适应这样的生活，在生活中发现如何去爱他们，如何去承受自己的焦虑。当能够面对和承担自己内心的那部分焦虑时，现实的问题也就迎刃而解了。

对于离异或父母关系不太融洽的家庭来讲，孩子会是一个这样系统的影响者。父母有他们对彼此的认识和看法，有一部分自己也会认同，对父亲的情感自然也会受到母亲的影响，也很难分清自己对父亲的真实情感。另一方面由于长期与母亲生活，如果真的毫无顾忌地表达对父亲的关爱，会担心伤害到母亲。的确，重新组成三人家庭，如何去平衡三个人的关系会引起内心的担忧和不确定感。此时家人间的真诚沟通和生活上的关心会成为很好的途径，理解彼此的心意，稳固新的家庭关系，相信你会发现不一样的父母和不一样的自己！（咨询师：王金婷）

酒精依赖

如果饮酒的时间和量达到了一定的程度，使饮酒者无法控制自己的饮酒行为，并且出现躯体化和戒断的症状，这一情况就被称为酒精依赖。酒精导致的躯体损害：过度饮酒可导致躯体、心理、社会多方面严重损害，内脏系统和神经系统损害比较明显。常见的如癫痫、肝硬化、肠胃疾病等。酒精导致的心理损害：酒精依赖可导致人格改变，焦虑和抑郁状态，性功能障碍，导致自杀等情况发生。酒精导致社会损害：交通事故、家庭暴力、人身攻击等。

容易发生酒精依赖的人大多性情抑郁、羞怯、焦虑、紧张、不善交际。

酒精依赖的主要诊断症状包括：对饮酒具有强烈意愿或者强制性的愿望；出现生理戒断反应；个人饮酒方式的控制能力下降；不受约束地随意饮酒；不顾饮酒引起的严重躯体疾病、对社会职业的严重影响及所引起的心理上的抑郁仍继续使用；中断饮酒后产生戒断综合征后又重新饮酒，无法戒断。

先照顾好自己，再照顾这个世界

> 我30岁，女，单身，身边有个15岁的男孩子托管给我照顾，带他5年了。前几年对他很有耐心，他是个智力低下的孩子，几年里教会他很多，这2年面对他没有那么多耐心了，教他知识经常就是吼叫打骂，打完自己又特后悔，我很想改变自己这样的心理状态。
>
> 我和这个孩子是师生关系，他家父母都上班，还有个弟弟要照顾，所以托给我，我教他也5年了，很有感情，但就是情绪上来会打他，打完又很后悔，生活压力还是有的，离家工作，大龄未婚，工资待遇，都是问题。请问我要如何做呢？

首先请允许我表达对你的敬意！因为5年来持之以恒地做这样一件事，并不是每个像你这样的同龄人能做到的，但你做到了，并且也做得很好，尽了自己最大的努力，以至于当你遇到了一些问题的时候，还会指责自己，相信如果你没有一个负责任的态度，又怎么会对这件事如此在意呢？所以，我真的很佩服你能够坚持下来！

同时，我也很疑惑，为什么你可以对一个智力有些问题的男生这么用心，但对自己的生活和工作安排好像却那么疏离？你能否想想其中的缘由呢？要知道，如若自己的生活安排出了问题，那么，人不但无法给予他人真正的力量和照顾，还容易出现情绪枯竭，继而出现攻击性行为等一系列问题。

我建议你好好考虑一下如何让自己的生活丰富起来。显然，让你抚养一个智力有问题的青少年，有些超出你的能力范围了，不知道我这样说是否会伤及你的自尊，但要知道，青少年和儿童具备不同的心理状态和生理状态，这些成长中的问题，就算是亲生父母都未必能够很好地解决，何况对于你这样一位没有婚姻和为人父母经历的单身者呢？当务之急，也许你需要和孩子的父母好好谈谈，商量一下这个孩子的未来，然后，回过头，好好的、认真地投入到自己的生活中来，去寻找你的爱，你的家庭，你的幸福！（咨询师：何良）

情绪枯竭

职业枯竭的核心症状之一。职业枯竭又称"工作倦怠"，是指在工作重压下的一种身心疲惫的状态，厌倦工作的感受，是一种身心能量被工作耗尽的感觉。职业枯竭可表现为身体疲劳、情绪枯竭、创造力衰竭、价值感降低，工作上的消极状态还会进而影响整个生活状态。教师是情绪枯竭高发的职业种类，需要引起自我和社会的高度重视，并给予及时的照顾与支持，避免自伤和伤害学生等极端恶性事件的发生。

我为什么总给自己很大压力

我对自己要求很严格，很上进，但是总是怕做不好，一直很顺利，就怕有做不好的时候，所以给自己的压力很大，怎样才能让自己更自信，同时减小压力呢？

你的来信很短，但是我却看到一个很鲜活的你，外表成熟稳重，做事认真上进，似乎工作生活都很顺利，但却感受到只字片语间传递出内心的担忧、对自己的严苛要求以及自我内心对好坏的评判挣扎。也许大家看到的更多是你成功光鲜的一面，可是在这背后我却感受到那个严格要求自己、担心自己做不好、谨小慎微的一面。

来信中你提到怕做不好，于是给自己很大压力，其实这样的压力、对自己的严格要求，在曾经帮助到你，会一直比较顺利。随着顺利状态的持续，自己对做不好、不顺利甚至失败会更加担忧和害怕，不知道如果它们真的出现了怎么办，所以能做的就是让自己更谨慎更严格，以避免这样的状况出现，进而给自己增加了更大的压力。

其实对自己要求严格、追求完美、保持一贯的好状态，是每个人人格中都有的部分，只是在人格中这部分所占的比例、所拥有的权利有所不同。在弗洛伊德的学说中，人格被视为从内部控制行为的一种心理机制，这种内部心理机制决定着一个人在一切给定情境中的行为特征或行为模式。弗洛伊德认为完整的人格结构由三大部分组成，即本我、自我和超我。

所谓本我，就是本能的我，完全处于潜意识之中，它遵循"快乐原则"，它完全不懂什么是价值、什么是善恶和什么是道德，只知道为了满足自己的需要不惜付出一切代价。超我，是道德化了的我，对社会典范的效仿，是接受文化传统、价值观念、社会理想的影响而逐渐形成的。它由道德理想和良心构成。自我是面对现实的我，它是通过后天的学习和环境的接触发展起来的，是意识结构的部分。自我奉行现实原则，既要满足一部分本我的需要，又要受到超我的制约。人格的冰山由这三部分组成，但每一部分所占的比例、所拥有的能量和权利又因人而异。

当超我的价值观念很强烈，对成功失败、对错有严格的界定和要求时，本我对享乐、放松的追求就会受到更大的压抑，处于现实调节者的自我此时是最辛苦的，一面要面对本我压抑的不满，一面又要努力达到超我严苛的要求。这样的状态自然会引起内心折磨，不满于自己的成绩，不断地指责自己，又倍感压力举步维艰。

可以停下匆匆的脚步，让自己安静、放松，静静地感受一下现在的生活，是否舒适，是否是自己想要的，内心真正想追寻的是什么？可以和自己说说话，问问自己开心吗，是不是累了？可以拥抱自己，告诉自己对不起，让自己这么辛苦。对自己内心的柔软、委屈、担忧、紧张……轻轻地抚摸，是的，我看到了，我接纳，我允许。

诚然面对，欣然悦纳。（咨询师：王金婷）

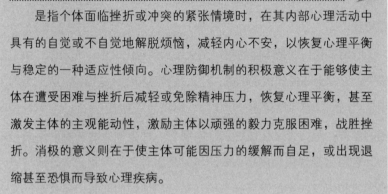

心理防御机制

是指个体面临挫折或冲突的紧张情境时，在其内部心理活动中具有的自觉或不自觉地解脱烦恼，减轻内心不安，以恢复心理平衡与稳定的一种适应性倾向。心理防御机制的积极意义在于能够使主体在遭受困难与挫折后减轻或免除精神压力，恢复心理平衡，甚至激发主体的主观能动性，激励主体以顽强的毅力克服困难，战胜挫折。消极的意义则在于使主体可能因压力的缓解而自足，或出现退缩甚至恐惧而导致心理疾病。

严重失眠怎么办

> 我是一个24岁的学生，已经有很长时间的失眠史了。每次上床前都筋疲力尽困得不行，但一碰到枕头就特别清醒，脑子止不住想事情，想白天发生的点点滴滴，想过去发生过的一些事，计划着将要做的事，详细到反复考虑每个细节。会想很多遗憾，想当初如果怎样怎样就好了……越想越精神，就像强迫思维一样止不住地想。一般两三点才能睡着，已经查出肝有较严重问题了，医生让不要熬夜，可是就是睡不着，我也控制不了……而白天的时候，坐着躺着甚至站着都很容易入睡，很没精神。我该怎么办呢……

当我看着你的文字时，我感受到了你的焦虑和无助。虽然还不知道你睡眠问题的背后有着怎样的困扰，但我仍然可以感觉到你这段时间以来的辛苦和不容易：明明知道反反复复去想那些过去的、现在的、将来的事情是没有必要的，也很想让大脑停下来休息，但就是难以克制，就好像被迫去这么做一样，身心都觉得很痛苦。我不知道在你的生活中，是不是也会有类似想要控制又觉得控制不了的感觉？

如果单纯地来看你说的失眠问题，失眠症是一种非器质性的睡眠障碍，也就是不存在造成失眠的基本疾病，包括躯体疾病和精神疾病。失眠是它唯一的症状,其他症状都是继发于失眠的;但因为极度关注失眠所带来的后果,从而感到紧张、焦虑、恐惧和苦恼。失眠症的诊断要点包括:具有入睡困难、睡眠浅、睡眠时间过少、易醒、多梦和醒后不解乏等症状,至少每周发生3次,且持续1个月以上。

对于失眠状态调整的建议有:1.不再去关注自己是几点睡着的,如果你一直看钟,那是无法放松下来的。另外,每个人体质和需求不一样,不一定非要睡够8小时才健康,很多优秀且健康的人士一天只睡3~4小时。2.不在睡前看书或做其他让思维兴奋或活跃的事,可以听听音乐、泡泡脚,放松心情。3.通过呼吸放松法进行自我催眠,参加林紫心理机构主办的《正念睡眠工作坊》等有针对性的体验式学习。4.肯定自己一天的学习和付出的努力,对自己进行嘉奖。过去无法改变,将来基于现在,所以做好当下就已足够。

检查出肝的问题,一方面可能是熬夜引起的,另一方面也可能是由于某些心理上压抑了的愤怒。前者建议通过中医调理,后者建议找咨询师谈一谈,释放情绪以降低对身体的伤害。(咨询师:宋然)

自我催眠

改善自我状态的心理疗法。人类具有利用自我意识和意象的能力,可以通过自己的思维资源,进行自我强化、自我教育和自我治疗。实际上,人们早已应用自我催眠暗示,如祈祷、宗教仪式、印度的瑜伽术等都是以不同的方式实施自我催眠。催眠暗示在人类的生活中具有很大作用。当人在清醒状态下暗示虽也有作用,但在催眠状态下,暗示的内容进入潜意识领域更具有强大而持久的威力,在催眠状态下的暗示,不仅能够改变身体的感觉、意识和行为,而且还可以影响内脏器官的功能。

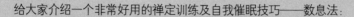

　　给大家介绍一个非常好用的禅定训练及自我催眠技巧——数息法：

　　1. 盘腿而坐，身体正直，眼睛微闭，下腭额微收，两掌相叠，掌心向上，置于腹部下方，全身放松，心平气和，无思无念。

　　2. 呼吸自然，开始数息，把全部的注意力集中在鼻孔处，当空气流出鼻腔时在心理默数，即每次呼气的时候(也可以吸气时数)，就数一个数字，同时暗示自己更放松，数数规则是从1数到10，然后再从10数到1。

　　3. 当发现数错了的时候，就表示你已经恍惚了，没有关系，再回头从1开始往上数。

　　4. 注意整个练习的过程，保持身心同时放松，心情平静。当心里浮躁、杂念很多的时候，加重呼吸，尤其是呼气的时候，加重呼气。持续一段时间，待心平气和时，再让呼吸随其自然。

林紫心理机构咨询师（本书所涉及）介绍

钟 华 林紫心理堂前主编，25年咨询工作经验，6年《医学心理学》授课经验，8年女性杂志主编工作经验，对情绪问题和两性关系、婚姻情感有深入的研究，在女性情感、情绪调节、婚姻辅导等方面具有丰富经验，同时熟悉儿童发展心理学、家庭治疗，在儿童咨询方面也具有深厚的造诣。

李 滢 EAP咨询师、讲师，常年为多家知名外企、国企、社区和学校等进行人际互动、亲密关系、亲子沟通、压力管理等方面的培训，同时为多家杂志撰写心理文章。

高圆圆 EAP咨询师，人力资源资深从业者，咨询经验包含自我探索、人际、亲子、婚姻、情感等领域，累计超过500小时，为多家杂志撰写心理专栏。

邵傸颖 澳门心理学会会员，在澳门学习、生活长达7年，其间服务过澳门精神病康复中心、戒毒康复中心、青少年福利院、孤儿院及学校，擅长青少年及儿童咨询、成人及老年人心理辅导、家庭及夫妻咨询、团体辅导等。

李雪梅 国家认证沙盘治疗师，EAP咨询师、讲师，从事心理咨询工作近10年，积累了丰富的经验，曾任大型私立学校全职心理老师，负责师生家长的心理健康工作。

庞美云　从事儿童、青少年心理咨询与治疗工作近20年，参与编著数本婴幼儿心理健康、亲子教育方面的书籍，为多家杂志撰写心理专栏。

李　烨　高校心理热线咨询师，接受过EFT情绪取向治疗、沙盘游戏治疗、房树人测验、短程问题解决、心理剧等专业培训，从事心理工作多年。

刘舶孜　1000小时以上咨询工作经验，擅长的领域有婚姻家庭、亲子、儿童、职场人际等。

王金婷　曾接受沙盘游戏疗法、本性疗法、自我觉察、短期焦点治疗、EFT情绪取向治疗等不同技术的培训，同时学习和运用精神动力取向心理治疗。

钟　慎　中德精神分析合作项目专家组认证的精神分析师和团体分析师，近20年咨询经验，擅长个体和团体自我成长、职场情绪管理、人际沟通及压力管理、婚姻情感困扰等咨询。

何　良　中国心理学会临床与咨询心理学专业机构与人员注册系统注册心理师，中国心理卫生协会成员，上海市高校心理卫生协会理事，中美精神分析协会（CAPA）会员，擅长以心理动力学为中心的整合咨询。

黄铭峰　EAP咨询师、讲师，9年职业生涯规划咨询经历，积累2000小时以上的咨询与培训经验，常年从事生涯规划讲座、核心员工生涯管理、心理测评、团队整合评估、裁员心理辅导等。

宋　然　华人心理分析联合会（CFAP）会员，GPST-IH国际催眠师，曾接受精神分析、意象对话、萨提亚家庭治疗、结构式家庭治疗、绘画心理、沙盘治疗等多方面专业训练，参与译著《职场心理咨询》《真实的心》等。

何丽华　萨提亚模式应用心理咨询师，曾在国内最大期货公司及大型制造企业工作多年，积累了丰富的工作经验及人生阅历，并将它们很好地整合到了心理咨询工作中。

王晓艳　上海市心理卫生学会会员，十余年从业经验，多年职业咨询机构及健康管理机构从业经验，长期接受国内外专家系统的心理学培训、案例督导及自我体验，多年媒体撰稿经验，撰写职业发展及身心健康相关文章多篇。

梅　兰　上海市心理学会注册高级心理咨询师，国家一级商务策划师，2006年起从事心理咨询工作，积累了丰富的心理咨询经验。

林　菲　CAPA高级会员，美国催眠师协会（NGH）会员，接受过国内外多种心理项目培训，常年接受CAPA的督导和个人分析。

乐宁　EAP运营师，国家人力资源管理师，上海某人才咨询公司董事，某大型制造企业人力资源总监，并受邀为复旦大学MBA面试评审专家组专家，具有近20年的人力资源管理、企业管理经验，擅长将心理学理论运用于企业管理、培训及EAP项目中，服务过的机构包括500强企业、研究所、街道社区、学校、幼儿园等。

　　程　江　上海市学校心理咨询师，CAPA会员，上海市心理学会精神分析委员会会员，华东师范大学及同济大学心理咨询中心外聘咨询师。

　　林　臻　EAP咨询师，从事心理健康教育与心理咨询工作十余年，主要研究方向为社会心理学、人格、青少年心理、家庭问题等。

　　李　恒　资深企业EAP咨询师、讲师，从2010年起担任500强企业EAP主管，企业员工个体或团体EAP咨询经验超过1000小时，员工心理危机干预案例经验超过200小时，《压力与情绪管理》《心理风险管理》等课程培训经验超过200小时。

　　唐　薇　中国心理卫生协会会员，从事心理咨询工作多年，接受过国内一流的精神分析理论与技术培训、家庭治疗理论与技术培训以及现代行为技术培训等，有上千小时的案例经验，并为多期实习咨询师督导，在心理咨询工作中有着丰富的经验和诸多成功的案例。